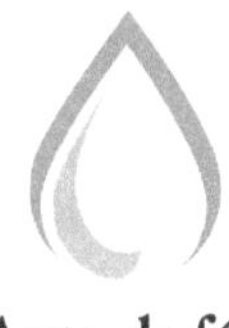

Auto da fé

*… Licenziando queste cronache
ho l'impressione di buttarle nel fuoco
e di liberarmene per sempre (E. Montale)*

*Libro semifinalista alla I°Edizione 2019 del concorso letterario
Etnabook-Cultura sotto il vulcano. Primo Festival Internazionale
del libro e della cultura realizzato a Catania.*

L'edizione digitale di questo libro
è disponibile online in formato .mobi su Amazon e in formato .epub
su Google Play e altri store online.

In copertina:
Illustrazione di Giovanni Sofia

ISBN 978-1984376107

Fabiana Muni

Faccia di
Luna

Prefazione di
Duccio Demetrio

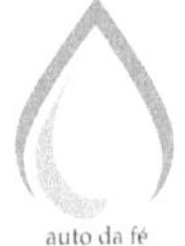

auto da fé

Ai miei genitori,
mio faro, mio nido, mio tutto.
Ai miei fratelli,
sangue del mio sangue.
Ai miei amici,
mie preziose ancore.
Alla scrittura,
mia alleata valente.
Alla vita,
mia fervida sfidante.
A me stessa.

Lo scritto *Faccia di luna* di Fabiana Muni rappresenta senz'altro, nelle emergenti narrazioni autobiografiche di carattere terapeutico, un interessante e rimarchevole risultato. Sia sul piano della dettagliata ricostruzione del suo incontro con la patologia oncologica, sia per quanto concerne l'andamento della scrittura. Fabiana Muni si è avvalsa di un racconto in prima persona che, dall'inizio alla fine, coinvolge e "trascina" il lettore. Infatti l'adozione dello stile monologico e autoanalitico le ha permesso di scandire in modo convincente taluni passaggi salienti, senza mai indulgere in patetismi di sorta.

Voglio qui segnalare la giusta enfasi dedicata alla clinica della scrittura e al ruolo della stessa in quanto forma di "soccorso"; la serrata e lucida esposizione della scoperta del cancro; la malattia come *maestra di vita* ed esperienza di formazione; l'esigenza di comunicare il proprio stato, senza infingimenti. Interessanti poi i passaggi dal registro introspettivo – che appunto rappresenta il fil rouge dello scritto memorialistico – alla colloquialità con coloro che l'hanno accompagnata in questa vicenda. Ciò ha generato un effetto significativo di tono corale. Al punto da rendere forse eccessive e superflue le note a piè pagina, i ringraziamenti, alcune citazioni. In ogni caso i frequenti riferimenti di carattere scientifico, i quali non interrompono però affatto il flusso di una coscienza femminile alla ricerca di sé, risultano ben assimilati nel testo. Si tratta quindi di un'opera che, oltre al valore narratologico, ci mostra che siamo in presenza di un talento autoriale e stilistico più che degno di nota nel campo della letteratura autobiografica.

Duccio Demetrio*

*Professore ordinario di Filosofia dell'Educazione all'Università di Milano Bicocca, fondatore della Libera università dell'autobiografia di Anghiari e direttore scientifico del Centro Nazionale Ricerche e studi autobiografici.

Fabiana Muni

Faccia di Luna

Prime note

Punto del corpo colpito? Il seno, il sinistro, "lato oscuro" o se si preferisce «quello del cuore, che vi si trova dentro, avvolto, ingabbiato dolcemente e mollemente». Lo descrive così Ramón Gómez de la Serna nella novella *Seni* del 1918, sostenendo inoltre che esso «ha più vita dell'altro» proprio perché prossimo al cuore. Parole che mi trovo a smentire.

Ho ricevuto la diagnosi in seguito a un intervento per un "banale" fibroadenoma rivelatosi poi «carcinoma maligno infiltrante», come si legge nel foglio rilasciatomi dalla dottoressa per richiedere l'esenzione con *codice 048*, quello che l'Asl conferisce ai pazienti oncologici per ottenere le prestazioni sanitarie gratuite.

Comprendo che *carcinoma maligno infiltrante*, quasi come riflesso incondizionato dell'inconscio personale e collettivo, possa incutere paura o angoscia condivisa. Pensate a me quando l'ho letto nel referto istologico.

Ma non occorre avere timore, "è stato preso in tempo"; non me la sarei mai sentita di parlarne altrimenti. Credo che in quel caso – se non avessi deciso di anticipare la mia dipartita – sarei stata da qualche parte meravigliosa del mondo a sperperare i pochi soldi messi da parte. Una prammatica a me ignota.

Nulla di tutto ciò. Attualmente infatti, dopo un rocambolesco inizio che avrò modo di raccontare, sono al termine di un importantissimo passaggio dal nome tecnico *terapia neoadiuvante e adiuvante* (chemioterapia, sei cicli, dopo verrà il *resto*) per «evitare che possa ammalarmi seriamente»; ossia per evitare che i resti dell'*intruso* (evito l'epiteto colorito attribuitogli dalle persone a me vicine), possano «passeggiare e far danno», come dice il mio caro medico. Quindi no, non deve indurvi sentimenti negativi *quel nome*, che pur identifica un argomento avviluppato in lacci di luoghi comuni. Perché, a onor del vero, vi sono situazioni in cui il cancro comporta un quadro clinico migliore rispetto ad altre patologie come per esempio il diabete o il lupus (giusto per far due esempi, ma ve ne sarebbero tantissimi da citare): malattie che accompagnano per tutta la vita e cronicizzano creando danni apparentemente in modo silente, ma in realtà profondamente rumoroso. Conosco e ammiro chi purtroppo ne è affetto e le combatte da tantissimo tempo; a loro e a chiunque lo faccia, la mia più grande stima. Vi sono tumori invece, anche maligni, che si risolvono semplicemente con la chirurgia o con cure poco invasive e limitate nel tempo, come la radioterapia. Eppure dire «ho un *cancro*» prima ancora che si riferisca la prognosi associata avrà sempre un impatto emotivo più forte rispetto al dire «ho il *diabete*».

Perché? Potrebbe esservi una spiegazione, che tenterò di elaborare. Per prima cosa le parole sono *simboli* arbitrari (dal greco *sun-*, insieme e *-ballo*, metto) ossia dei ponti, collegamenti tra l'individuo e il mondo esterno. Possiedono un forte carattere intersoggettivo, sono condivise da un gruppo sociale o da una comunità al fine di comunicare e sono intrise – alcune in modo particolare – di componenti emotive. Quest'ultime (secondo talune scuole di pensiero che io condivido[1]) sorgono in risposta alla *struttura di significato* che il soggetto attribuisce alle situazioni in base alla *cultura d'appartenenza*.

---

1. Vedi le teorie dell'*appraisal* (letteralmente "valutazione cognitiva") facenti leva sulla specificità culturale delle emozioni, di N.H. Frijda e altri.

I membri di una comunità infatti, nel comprendere e catalogare la realtà o nell'orientarsi in quel grande calderone che è l'ambiente socioculturale, attivano e condividono una sorta di filtro di significato delle esperienze, noto come *rappresentazione sociale*. Ciò spiega come alcune parole e argomenti sotto l'azione delle loro rappresentazioni sociali abbiano il potere di generare emozioni "strutturalmente uguali" perché "condivise nei significati" che gli si attribuiscono. Ebbene, si può forse sostenere che tra queste parole non rientri il "cancro" ? E si può forse sostenere che nella "nostra cultura" essa non abbia una specifica e stereotipata rappresentazione sociale? Ne dubito; e credo ne converrete.

A ogni modo vorrei rassicurarvi chiarendo un punto importante. Questo non è un testo del tipo *Come affrontare il cancro. Consigli per l'uso.*

Regola numero uno: «è proibito dare consigli quando la gente non li chiede», dice Gennaro Iovine *alias* Eduardo De Filippo nel suo *Napoli milionaria.*

Regola numero due: nessuno, nemmeno chi ha combattuto la malattia, può ergersi a dispensatore di consigli. La malattia è un percorso talmente intimo e personale che deve essere caratterizzato dalla stoica *epoché*, ossia dalla sospensione dei giudizi, di qualsiasi sorta. Non esiste nulla che sia giusto o sbagliato in assoluto; che vada o non vada fatto; che vada proibito o imposto a chi – ma anche *da chi* – affronta l'esperienza più dura della propria esistenza, e la fine della vita precedente (perché è così quando scopri di avere un cancro, o altro di grave insomma). Ognuno ha il sacrosanto diritto di vivere la malattia come crede, tantoché tende a farlo nei modi più diversi. Ho avuto occasione di appurarlo concretamente, dato che varie volte mi è capitato di avere scambi di opinione con chi ne ha fatto esperienza prima di me o nel medesimo tempo. Certamente con costoro ho constatato esserci aspetti condivisi e straordinarie similarità. C'è senza dubbio una grandissima empatia; a tratti persino sconvolgente, spiazzante, emozionante.

Tuttavia *singulus quisque homo*[2] è *misura di tutte le cose*[3] e affronta gli eventi singolarmente, producendo le reazioni più disparate.

---

2. *Ciascun singolo uomo* in latino; espressione di origine agostiniana. Perdonatemi, ma il latino e anche il greco per me non sono lingue morte. Spesso le impiego nel mio eloquio, sia scritto che parlato, ma sarà mia premura mettere la traduzione in nota o nel testo per consentirne la comprensione. Semmai dovesse sfuggirmene qualcuna, chiedo venia in anticipo.

3. Parole di Protagora, filosofo presocratico.

C'è chi continua la vita di sempre e chi la stravolge *in toto*; chi non rinuncia all'attività fisica e chi preferisce far riposare il proprio corpo; chi si distrae uscendo in compagnia e chi si racchiude in una dimensione più solipsistica magari leggendo, scrivendo, dipingendo, ascoltando o creando musica; chi condivide ogni passo del suo percorso sui *socialmedia* per ottenere conforto e chi tende a celarlo al pubblico per discrezione e intimità o addirittura vergogna; c'è chi teme più alcuni aspetti della malattia e chi si concentra su altri, *et similia*. Chi siamo noi per giudicare cosa sia giusto o sbagliato in queste scelte? Chi siamo per dispensare consigli e indicazioni comportamentali o frasi come: «secondo me *non è giusto* che tu faccia questo, o quello»; «secondo me ora *devi* far questo o quello».

Non è giusto? Devi? Errato.

Dare il personale parere, offrire il proprio contributo è umano, legittimo e apprezzabile ma non bisogna cadere nella *trappola dell'ego* e del *tu devi*, specie quando (per fortuna), si è distanti da esperienze simili nei propri vissuti diretti. L'*indiretto* alcune volte (a seconda dei casi) può dare un'idea anche molto concreta e reale, ma è vivendo *im-mediatamente* (nel senso etimologico del termine di *assenza di mediazione*) un'esperienza che la si può realmente comprendere. Tuttavia, lo ribadisco, sarebbe preferibile evitare di cadere in queste trappole, non essendo la comprensione mai totale e per ognuno di noi diverso il modo di affrontare i percorsi. *Rebus sic stantibus*[4], ciò che state leggendo è semplicemente una sorta di *stream of consciousness* riorganizzato[5] in cui c'è la traduzione di me stessa, in parole. Io, che finalmente ho avuto il coraggio di mettermi davanti al computer e riassemblare – alla stregua di quando si compone un puzzle – pezzi della mia vita e del mio mondo interiore che sentivo il bisogno di mettere insieme e raccontare; d'altronde, come scrive Robert Hopcke, «la vita di ognuno di noi si fonda sul raccontare».

È indubbio che nel narrare me stessa la malattia abbia rivestito un ruolo di prim'ordine. È di essa che parlerò principalmente – in alcuni tratti

---

4. Stando così le cose.

5. *Lo stream of consciousness*, letteralmente *flusso di coscienza*, è una tecnica narrativa consistente nella libera rappresentazione dei pensieri così come si presentano nella mente prima di essere *riorganizzati* logicamente in frasi (cosa che in questo caso invece è avvenuta, per questo ho aggiunto *riorganizzato*).

anche nel dettaglio – e senza essa certamente tale atto di cuore, di coraggio[6] non avrebbe mai avuto luogo, quantomeno non alla stregua.

Cyril Connolly affermò: «Meglio scrivere per se stessi e non avere pubblico, che scrivere per il pubblico e non avere se stessi». È innegabile che io scrivo *per* me stessa al fine di *avere* me stessa: atto costante nella mia vita a causa della mia indole magmatica (che all'occorrenza diventa roccia lavica) e cardine di questo irto percorso. Però non mi evita di pensare che l'ideale sarebbe per me avere entrambi: me stessa e un pubblico che mi legga.

Non è stato un pensiero che ho elaborato subito. Inizialmente infatti credevo mi sarebbe andato bene anche solo se questo manoscritto fosse rimasto nel mio cassetto, ritenendo il mio atto di "scrittrice" un gesto di puro e autentico egocentrismo, forse il più egocentrico della mia vita.

Scrivere mi ha aiutato a restare in contatto con quello che di me è rimasto a dispetto del *fenomeno*, di come cioè appaio; che di me, al momento, non ha molto. Mi ha consentito di farmi vivere il tempo in modo produttivo, dato che a causa degli effetti

---

6. Dal latino: *coraticum*; *cor-* (cuore), *-ticum* (attinente a).

delle terapie sono stata costretta a trascorrere la mia convalescenza principalmente tra le mura domestiche: ora rifugio, ora galera.

In fondo però la scrittura è fatta per essere fruita, per cui giorno dopo giorno ho sentito sempre più l'esigenza di rivolgermi a un pubblico. Il pensiero di far entrare altri nel mio mondo, farli compartecipare ai miei pensieri, alle mie emozioni, ai ricordi a cui ho dato udienza mi allieta e diverte insieme.

Mi diverte il fatto che tra chi mi legge possa esserci qualcuno che mi conosce bene e avrà certamente già noti alcuni dettagli o tramite miei racconti o perché li ha condivisi realmente con me, e ne riderà o si emozionerà alla lettura; che per altri invece sarà tutto una sorpresa; che altri ancora capiranno con questo mezzo alcuni dei miei comportamenti, del mio modo di essere, di cui magari si daranno delle spiegazioni. Mi diverte il fatto che alcuni sapessero già di questo gesto ma ne avranno conferma solo ora e altri che invece, totalmente ignari, si staranno adesso sorprendendo; *et similia*.

Inoltre è una via che ho trovato per rendere grazie e dare credito a persone, eventi ed enti che ho incrociato nel mio cammino e che, in qualche misura, hanno contribuito a rendermi quello che sono oggi e ad arricchire inconsapevolmente le riflessioni qui espresse.

Per cui, che senso avrebbe avuto aver trovato la via per poi lasciarla desolata?

Infine, ma non per ultimo, la possibilità che le mie parole – anche solo poche – siano di aiuto a qualcuno che in esse ci si possa immedesimare, trovare informazioni utili o semplicemente conforto, tocca le mie corde e vi dona calore.

Insomma.

Un frullato di pensieri che mi ha introdotto in uno stato emotivo febbrile, sempre cangiante, sempre *in fieri*, stimolandomi maggiormente a scrivere.

Ammetto altresì che compiere questa impresa non sia stato un atto privo di travaglio, per diverse ragioni.

Per cominciare, quando si ricostruisce il proprio vissuto è come se si stesse creando un'"opera artigianale"; per quanto possa essere personale lo stile, è fondamentale – ed è qui che sta la sfida dura – che i materiali impiegati siano autentici se non si vuol rischiare di dar vita a un prodotto privo di valore. Ritrovare e mantenere quell'autenticità non è stato semplice. Equivale inoltre a essere una sorta di "archeologi di noi stessi"; a scavare e disseppellire i nostri reperti esistenziali più depressi dalle profondità della psiche e riportarli alla luce della nostra coscienza; atto altresì impegnativo.

Se poi, per concludere, v'è pure un pubblico che vi assiste, corrisponde anche a un "de-nudarsi emotivamente" (il nudo emotivo può persino rivelarsi più complesso di quello fisico).

Eppure mi rendo conto – a breve credo lo farete anche voi – che non sarebbe potuto essere altrimenti per me.

La molla decisiva di un impulso incontenibile

«Chiunque ha a che fare in un modo o nell'altro con la letteratura prima o poi accarezza l'idea di scrivere un romanzo». Così scrive Nicolas Barreau in *Parigi è sempre una buona idea*[7], uno dei tanti libri che mi ha fatto compagnia in questo percorso, dandomi la possibilità di sognare d'essere *altrove*.

Diciamo che nel mio caso l'idea in questione ha sempre accarezzato, più che me medesima, le persone a me vicine, estimatrici amatoriali della mia *ars scribendi*[8]; a partire da amici e familiari, che spesso toglievo dall'*en passe* di elaborare i biglietti d'auguri nei vari compleanni e che ora staranno sogghignando di fronte a questa confessione.

---

7. Donatomi dal mio caro collega-amico Pietro, che ringrazio.

8. Capacità di scrittura.

Ho sempre amato scrivere, così come leggere, da quando ne ho acquisito competenza e ne ho sempre avuto cura fin dalla più tenera età, ma non ha mai rappresentato il mio sogno professionale nel cassetto né mi sono mai sentita all'altezza del ruolo.

Scrivere ha semplicemente fatto parte di me, è stata – ed è – quasi un'estensione della mia persona; ha rappresentato – e rappresenta – da sempre un'importantissima fonte di introspezione, nonché sede di rifugio, in parte dal mondo e in parte da me stessa. C'è chi si rifugia nelle persone, chi nella religione. Io nelle *parole* e nello *studio*; oltreché nell'infanzia e nelle braccia di mia madre. Parole altrui in cui empaticamente rivedo me stessa e parole mie in cui mi proietto in una sorta di catarsi, o di sublimazione del dolore o della inquietudine che spesso mi accompagnano e invadono, oggi come ieri. Sì, la componente emotiva – *dolorosa*, nello specifico – mi è sempre appartenuta (sul *dolore* ho realizzato persino la tesina di maturità).

Da adolescente infatti avevo trovato un posticino al mare – che ancora conservo e impiego – vicino a un noto porticciolo di Catania che era per me fonte d'ispirazione e riflessione. Lì mi recavo, munita del mio storico taccuino e della mia penna, per meditare e drenare – scrivendolo – il mio *mal de vivre* e far di esso il mio *savoir-vivre*. Sono forse colei che un certo filone della ricerca psicologica definisce *Highly Sensitive Person* (HSP) ovvero *Persona altamente sensibile* (PAS), termine coniato dalla studiosa americana Elaine Aron nel 1986, per indicare:

> […] quei soggetti i cui processi cerebrali mostrano una sovreccitazione nelle aree neuronali collegate con le emozioni e con l'interazione; essi sono in grado di decifrare e intuire i sentimenti di coloro che li circondano, ma allo stesso tempo, devono affrontare un problema molto chiaro: il resto del mondo è privo di tale empatia; per tanto vi è un evidente squilibrio tra la loro sensibilità e quella delle persone attorno a loro. È per questo che le persone altamente sensibili vedono se stesse come "diverse"[9].

9. Parole lette un pomeriggio di non molto tempo fa in un articolo di neuroscienze e che mi sono appuntata, com'è mia consuetudine fare, su un taccuino. Chiedo venia se non posso citarne la fonte, ma tale informazione non era presente.

Ed è per questo – proseguo io – che la scrittura mi ha spesso salvato.

Eccolo quindi il grande potere del *logos*, inteso come *parola*, di cui già si argomentava nei secoli prima di Cristo. Gorgia da Lentini – grande sofista dell'epoca presocratica – per esempio così lo descriveva:

il *logos* è un grande e potente signore che con un corpo piccolissimo, divinissime opere sa compiere. Può, infatti, far cessare il terrore, togliere il dolore, infondere il godimento e accrescere la pietà.

Ebbene io a questo «grande e potente signore» sono molto grata, nonché da esso decisamente dipendente.

Eppure tale dipendenza si è sempre ridotta in frammenti, componimenti, liberi pensieri che restavano isolati nei miei vari taccuini, nei file di testo nel computer e negli ultimi sei anni anche nelle mie "bacheche virtuali"; al massimo, in concorsi di scrittura liceali o in collaborazioni a testi universitari.

Senonché un giorno – ero all'inizio di questo mio viaggio – è accaduto un evento che, per la prima volta, ha fatto sì che quell'idea di cui scrive Barreau iniziasse ad *accarezzare* anche me:

un amico, Carlo, su Facebook – strumento che impiego anche come bacheca virtuale dei miei pensieri e come fonte da cui attingere informazioni utili – nel commentare un mio post sul valore della letteratura mi ha scritto questo:

> Io purtroppo non sono mai stato appassionato di letteratura, mai letto un libro in vita mia, ma dalle cose che scrivi mi viene un pensiero. Perché non realizzi un libro tutto tuo? Secondo me ne saresti più che capace. Usa la tua lungimiranza e il tuo italiano forbito per dare emozioni alle persone, sarebbe il primo libro che riuscirei a leggere ☺.

Al termine, un'emoticon con un sorriso; come ormai vuole il linguaggio iconico dei *socialmedia*.

All'inizio semplicemente ho sorriso compiaciuta a quelle parole; un secondo dopo qualcosa si è mosso dentro di me. Quel «dare emozioni alle persone» e quel «sarebbe il primo libro che riuscirei a leggere» mi ha fatto sussultare particolarmente. È stato lì che ho iniziato a valutare timidamente, ma più concretamente, quell'annoso, ma mai realizzato, monito. Se non altro avevo già iniziato a scrivere frammentariamente del mio percorso ovunque trovassero spazio i miei pensieri.

Ergo[10], grazie Carlo per quelle parole!

La molla decisiva – avvenuta un mesetto dopo – è stata tuttavia il regalo per i miei trentuno anni del mio carissimo amico Giancarlo, una sorta di "cugino non di sangue"; i suoi genitori, per me autentici zii, sono legati ai miei da un'amicizia di oltre quarant'anni. Mi ha fatto dono di un libro di Haruki Murakami, scrittore giapponese di cui avevo letto ogni tanto dei frammenti e che mi ero ripromessa di approfondire a breve. E così il *caso* (scrivo il termine in forma ironica, capirete il motivo continuando a leggere) ha voluto che il mio carissimo amico rientrando a lavoro si recasse in libreria e, totalmente ignaro del mio proposito su Murakami, si dirigesse proprio allo scaffale dove era riposto *Vento & Flipper*, che quindi giunse alla mia attenzione. Proprio quei primi due lavori che l'autore non considera come suo debutto letterario ufficiale, bensì come racconti «nati sul tavolo della cucina»; una sorta di proto-romanzi dove (nel primo) spiega come sia diventato scrittore in seguito a un'illuminazione avuta mentre assisteva a una partita di baseball allo stadio (per chi non lo

---

10. Quindi (comparirà spesso nel testo).

sapesse, Murakami prima gestiva il jazz bar *Peter the cat* a Tokyo, con la moglie). Più leggevo le sue parole, più sorgeva in me la medesima spinta iniziale che lo ha motivato a mettersi al computer al suo *tavolo della cucina* e a pigiarne i tasti. Una sorta di sentimento simpatetico in sostanza – di cui la letteratura mi fa spesso dono – e che mi ha portato a dare sfogo a quell'impulso graforroico[11] divenuto ormai incontenibile.

Un tale Ramtha scrisse: «Nessuno arriva a te per caso. Ciascuno arriva per una ragione». Io aggiungo: non solo *nessuno*, ma *nessuna cosa*; non solo *ciascuno*, ma *ogni cosa*.

Ebbene, evidentemente quel libro di Murakami e la *malattia* erano arrivati per darmi il giusto incentivo a farmi trasportare finalmente da questa incoercibile graforrea a qualsiasi cosa il fatto conducesse e conduca.

Ergo, grazie Giancarlo.

Il mosaico che ne è venuto fuori, e che ho cercato di comporre sotto l'effetto di questo flusso di coscienza, è costituito da tante tessere provenienti da contesti diversi, pezzi di vita diversi, annotati

---

11. Da *graforrea*, bisogno incoercibile di scrivere.

in spazi diversi. Sono particolarmente legata, nello specifico, a una di queste "dimore dei miei pensieri": si tratta di un'agendina regalatami da Alice, mia cara amica di famiglia nonché, curiosità della sorte, sorella di Giancarlo. L'aveva acquistata in un retail spagnolo durante il suo viaggio a Lisbona e portata in dono come monito per la battaglia che avrei dovuto affrontare perché, conoscendomi da sempre, sapeva che avrei scritto parecchio durante questo duro percorso.

È stato un pensiero carinissimo, così come la copertina: azzurra, con un piccolo supereroe disegnato in basso e sopra la scritta *Tù puedes todo* (Tu puoi tutto), che prosegue sul retro: *así que no dejes de intentarlo* (quindi non smettere di farlo). Dentro, una dedica: «Alla mia amica che tutto può. Con infinito affetto, Alice».

All'epoca non lo credevo minimamente possibile. Adesso, forse, sto iniziando a considerarlo probabile; ed è già qualcosa.

Ergo, grazie Alice.

Un amore autentico. Dal passato al presente

La mia relazione amorosa con la scrittura, la lettura, lo studio in genere, ha avuto inizio già alle scuole primarie. Inizialmente per *dovere*, che presto ha prodotto *piacere,* che si è tramutato in *volere*.

Mi spiego. La mia insegnante era nota per essere una perfezionista della lingua italiana e per la severità con cui ne esercitava la didattica. Per intenderci, assegnava compiti a pargoletti di appena sette anni, come realizzare riassunti di capitoli interi del romanzo di Carlo Collodi (all'anagrafe Carlo Lorenzini) *Le avventure di Pinocchio* facendo ritagliare e incollare le lettere dei giornali! Sì, avete letto bene, le lettere dei giornali! Credo, con il senno di poi, che a suo modo intendesse potenziare la nostra capacità metafonologica[12]. Ricordo i polpastrelli

---

12. La metafonologia è la consapevolezza della struttura interna delle parole, ossia dei fonemi e dei grafemi che le compongono e la capacità di manipolarli.

neri dell'inchiostro del quotidiano, misto alla colla usata per attaccare le lettere sul quaderno; e la tarda ora serale che si faceva nell'ultimare il compito: non fosse mai che andassi a scuola senza aver completato l'intero carico assegnato! Dunque capitava che mia madre – o Valentina la mia vicina di casa, all'epoca studentessa liceale – onde evitarmi i tempi biblici per ultimare da sola l'impresa, mi aiutassero nell'operazione di ritaglio e incollatura[13].

Altre volte – non sempre – capitava che adottasse una tecnica ammonitoria nei confronti di nostri comportamenti "errati" (nella condotta o nella materia) che la mia vivida memoria emotiva mi spinge a rievocare e descrivere. Succedeva che ci facesse inginocchiare sulle penne se commettevamo errori grammaticali o comportamentali, o se non avevamo svolto tutti gli esercizi assegnati. Dolore mai sperimentato in prima persona, ma che ho vissuto parecchie volte molto ardentemente nei volti dei miei compagni (confermando la mia natura di Pas). Capitava inoltre che desse colpi sulla schiena al mal capitato di turno – lo faceva solo con i maschi – adottando la seguente *téchne*. La maestra, donna di mezza età, abbastanza

---

13. Grazie Valentina, grazie mamma per quelle ore al mio fianco.

alta, di corporatura media, sempre ben truccata, vestita e agghindata, soleva indossare gioielli di notevole valore e appariscenza gentilmente donati dal marito; al tempo già defunto e di cui ci parlava spesso con interminabili panegirici. Tra questi monili spiccavano i suoi anelli, *discretissimi*, in oro massiccio con incastonate pietre di misura considerevole che puntualmente e all'occorrenza roteava dalla parte della pietra per – come dire – "dare un tocco più energico" alla pacca sulla schiena del mal capitato, atta a far sì che l'errore commesso non venisse ripetuto. Come biasimare le mani tremanti, fredde e madide che spesso si avevano durante le lezioni.

O ancora, accadeva che organizzasse delle "gare in intersezione"; ossia tra gli studenti migliori di una classe dello stesso grado ma di sezioni diverse, dove comunque insegnava. Gare alle quali, mio malgrado, io e un'altra mia compagna eravamo chiamate puntualmente a prender parte.

Tali competizioni si svolgevano durante le lezioni tenute da altre docenti, che improvvisamente qualche alunno proveniente da un'altra classe interrompeva bussando alla porta e convocandoci. A quel punto raggiungevamo l'aula preposta e rispondevamo alle domande che evidentemente non avevano ancora trovato soluzione dall'antagonista di turno. Pensate che ruolo gravoso mi avesse affibbiato: significava per me star sempre sull'attenti, sia per la lezione che dovevo seguire sia per queste repentine convocazioni.

Per concludere – lungi da me continuare a scioccarvi o scocciarvi con simili aneddoti, ma questo non posso proprio ometterlo – aveva elaborato una sua personale «scala docimologica degli ottimo e degli zero». Valutava i livelli dei voti massimi e di quelli minimi in modo singolare: il livello dell'*ottimo* dipendeva dall'ampiezza della circonferenza della *o*, più era grande, migliore era stata la performance dell'allievo. Il punto massimo era rappresentato dalla *o* con la circonferenza della propria testa (sì, avete letto bene!); a quel punto ci si chinava con il capo sul foglio, lei impugnava la sua amata penna Biro rossa (guai a usare la Replay, la famosa *penna cancellina*, erano dolori se lo scopriva[14]) e abilmente tracciava il contorno della nostra testolina

---

14. Voleva che gli errori che commettevamo fossero visibili; scelta pedagogicamente corretta.

formando una *o* alla quale poi aggiungeva semplicemente un *-ttimo* finale. Per lo *zero* esisteva invece lo *0 tagliato x volte*: maggiori erano i tagli che il povero zero riceveva, peggiore era la performance eseguita. Se la memoria non mi inganna, credo si arrivasse fino allo *zero tagliato 50 volte*.

Se state pensando che tale stile didattico – definibile "coercitivo" – possa far emergere un'idiosincrasia nei confronti dello studio, un'insicurezza personale profonda, un rifiuto verso la scuola (*lato sensu*), una demolizione dell'autoefficacia e dell'autostima (competenze trasversali e variabili indipendenti fondamentali nell'apprendimento del soggetto) o turbamenti della sfera psico-emotiva, da pedagogista vi dico: avete ragione! Perché sono le normali conseguenze. Al tempo, nella maggior parte dei miei compagni per esempio sortì proprio questi risultati.

Eppure in me no, anzi, ha generato gli effetti opposti, eccetto che, presumo, per gli ultimi elencati. Le pretese della maestra si traducevano per me in severe sfide con me stessa; metabolizzavo la sua severità in elevata motivazione allo studio. Dovevo rendere, rendere, rendere… sempre al massimo, mai fallire; o se avessi fallito avrei dovuto rimediare immediatamente.

Ciò ha contribuito innanzitutto a rendermi molto studiosa, a potenziare la mia autoefficacia, la mia resilienza; a costringere il pensiero, il mio spirito di sacrificio, di rinuncia, alla ginnastica più ardua fin da bambina. Esercizio che nel tempo – specie in questo percorso – si è rivelato assai utile.

La nota interessante era che ciò non mi pesava, anzi produceva in me una certa voluttà. In definitiva con me la sua *pedagogia nera* per questi aspetti ha funzionato. Mi rendo conto tuttavia che leggere questi episodi possa far emergere una reazione emotiva non positiva; ma al tempo – son trascorsi ormai più di due decenni – i genitori non erano "fervidi sindacalisti dei figli" alla stregua dei tempi attuali, per cui era prassi comune riporre ampia fiducia nell'insegnante o non intromettersi più di tanto nel suo *modus operandi*, il quale restava pressoché indiscusso; salvo ovviamente qualche lamento importante. Da parte mia non vi fu mai alcuna protesta, in quanto incassavo stoicamente e interiormente i colpi anche più duri nonostante la tenera età (con i lauti ringraziamenti della mia povera appendice, perennemente in fiamme); non solo, ma mostravo addirittura attaccamento e stima nei confronti di questa figura. Oggi posso dire che "tecnicamente" ne avevo introiettato l'autorità.

Certo è vero che oltre all'autorità, ho talmente introiettato anche il concetto di dare il massimo – immaginandomi come «un limone da spremere fino all'ultima goccia», come spesso ci diceva lei – o di non fallire mai, che da lì lo studio è divenuto per me un'ossessione, ora *croce* ora *delizia*. Un elemento imprescindibile ma altamente impegnativo nella mia vita. Non sarei chi sono senza questa passione; quello del "limone" è un *modus pensandi*[15] che ha caratterizzato il mio operato, non solo scolastico, ma anche lavorativo e – fino a non poco tempo fa – anche interpersonale. Chiaramente con tutti gli effetti positivi, ma anche collaterali, che la cosa comporta: tanti successi, tanti encomi, tanti arricchimenti; ma parimenti tanto stress, fatica, rinunce e tanta *sofferenza*. Come indicano le parole dell'*Agamennone*[16] di Eschilo intonate dal coro durante il famoso *Inno a Zeus*: πάθει μάθος (*páthei máthos*) ossia *dalla sofferenza, la conoscenza*. Per me, una verità.

Ma anche un amore autentico.

L'amore ha insita la sofferenza e ha il potere di condurre alla follia, altrimenti a mio parere non potrebbe definirsi tale.

---

15. Modo di pensare.

16. Tragedia greca della metà del V secolo a.C.

John Galsworthy scrisse: «Il valore di un sentimento è la somma dei sacrifici disposti a fare per esso»; ebbene, quelli che ho fatto io per lo studio sono stati immensi, sia materiali che esistenziali. Ho investito tanto… tutto. Avrei potuto far viaggi non di poco conto, arricchire la mia (scarna) collezione di borse, abiti, scarpe, monili e trucchi; ma ogni soldo messo da parte aveva senso per me se investito sulla mia formazione, sulla mia cultura. Avrei potuto godere maggiormente e in maniera più spensierata di quegli anni, espletare più attività senza l'ossessione di sottrarre allo studio del tempo prezioso.

Avrei potuto, ma non l'ho fatto e mi va bene così perché è stata una mia scelta e non me ne pento; non c'è evento della mia vita che abbia vissuto o viva, che abbia affrontato e affronti, grazie allo scibile acquisito (e al modo in cui ciò è avvenuto), compresa la malattia. Anzi, non c'era forse evento "migliore" che me lo potesse far apprezzare e spendere *a fortiori*[17]; come avrò modo di spiegare.

Ho altresì buone ragioni di credere che questo *modus essendi*[18] – così ossessivo nei confronti del "dover sapere" e del "dover rendere" – ogni

---

17. A maggior ragione.

18. Modo di essere

tanto si riveli anche un elemento di discriminazione nella sfera intersoggettiva; nello specifico in quella istituzionale, a scuola prima e all'università poi, o nel contesto lavorativo ancor dopo. Spesso si viene accusati di far sfoggio di erudizione; nel contesto scolastico per esempio è molto più comodo pensare che si alzi la mano e si intervenga per *captatio benevolentiae*[19] del docente di turno più che per reale e autentica passione per il dialogo, il confronto, lo scambio umano, culturale ed esperienziale. Oppure che nell'ambito professionale si renda maggiormente per rientrare nelle grazie del datore di lavoro più che per autentica e intrinseca motivazione al lavoro. Figuriamoci a pensar bene!

Sono stata destinataria – non voglio usare il termine *vittima* – di accuse simili per anni; ho subito forme di bullismo psicologico (specie alle secondarie inferiori ma anche oltre) e mi duole enormemente ammetterlo in massima parte dal mio stesso genere d'appartenenza. Tuttavia, al di là dell'innegabile rammarico che puntualmente provavo, ciò non ha mai fermato la mia corsa.

---

19. "Accattivarsi la simpatia".

«Alla gente non piace vedersi attorno persone che ne sanno più di loro: li irrita» scrisse Harper Lee nel romanzo *Il buio oltre la siepe*[20]. Non accade sempre chiaramente, ma si può forse asserire che tendenzialmente non sia proprio così che funzioni?

Quando ami studiare, analizzare il reale, le persone, te stesso, porti e porre quesiti, dare il massimo o semplicemente impegnarti ad avere un linguaggio corretto e decoroso accade che nella maggior parte dei casi diventi per molti irritante oppure vieni schernito o considerato pesante, diverso, e ciò porta a chiuderti in un mondo parallelo, dove non tutti riescono a entrarvi. Sorge in te una sorta di velata misantropia come meccanismo di difesa; una difficoltà di reale comunicazione con la gente, voluta e cercata più o meno inconsapevolmente.

A un certo punto, anche la coscienza si ribella.

Un giorno, di non molto tempo fa, una mia ex collega di università divenuta poi collega di lavoro mi disse in conclusione della nostra collaborazione: «Sai Fabi, all'università pensavo ti comportassi in un certo modo solo per attirare l'attenzione dei docenti; invece mi son dovuta ricredere. Lavorando

---

20. Grazie Lorenzo perché me ne hai fatto acquisire conoscenza.

con te nel quotidiano, fianco a fianco, ho capito che tu sei realmente così, dai sempre il massimo perché fa parte del tuo modo di essere e perché ami veramente quello che fai. Quindi ti chiedo scusa se ho mal pensato su di te, fraintendendo la tua vera natura». Quelle parole significarono molto per me, giacché mi riscattarono in parte del rammarico provato nel passato e che sebbene non fermasse la mia corsa, certamente lasciava puntualmente cicatrici sul mio intimo *derma*.

Ma c'è dell'altro; parafrasando lo scrittore rumeno E.M. Cioran: «Il numero delle persone con cui realmente puoi comunicare, è inversamente proporzionale ai progressi interiori che ottieni». È un pensiero che ho sempre avuto ma che durante questo percorso ho potuto pienamente metabolizzare; poiché i progressi interiori che *credo* di aver compiuto su *alcuni* fronti – lungi da me aver la pretesa di estendere tali considerazioni a ogni volto della vita – sono stati rilevanti. Non solo, ma alcune delle mie caratteristiche più autentiche come il pensiero razionale, critico, analitico, l'esser diretta o pungente ma anche la sensibilità, l'empatia, l'animo poetico e romantico, l'intro-versione, la ri-flessione… si sono notevolmente accentuate. Da una parte ha portato a un rinnovamento ulteriore di me stessa, ma dall'altra ha ridotto ancora il numero di persone con le quali mi sento di comunicare realmente, con mia conseguente e triste consapevolezza. Insomma, credo di essere seriamente nei guai ora.

Con questo lungo preambolo non intendo peccare di vittimismo. Tengo infatti a sottolineare che nella mia vita c'è un contraltare altrettanto numeroso di persone – molte delle quali donne – che mi stimano e mi vogliono molto bene, e che proprio in questo percorso ho avuto il grandissimo piacere di corroborare nella quantità, e la sorpresa di scoprire e ri-scoprire. Inoltre ho scelto una professione che fa del contatto umano e della *relazione di aiuto* il suo *focus*. Non vorrei quindi che si fraintenda la mia reale pro-socialità o peggio ancora che si creda abbia voluto far sfoggio di capacità che, come già sostenuto, non ritengo di avere. Tra i ponti dello scrivere correttamente, del *sentirsi* scrittori e del *fare* gli scrittori, ne passa molta di acqua.

Sono semplicemente constatazioni piuttosto dettagliate, frutto di un'analisi *anche* del passato, per sottolineare meglio il ruolo salvifico e importante che la scrittura ha avuto e ha per me tutt'ora. Lei che viene in mio soccorso; lei che diventa ancora il mio rifugio, la mia migliore alleata, confidente, ascoltatrice. Lei che mi ha consentito di affrontare uno dei momenti più dannatamente duri della mia vita senza sprofondare nella depressione, invitandomi – sotto l'effetto della resilienza – a rendere produttiva e generativa anche questa triste esperienza. Insomma, lei che è da sempre il mio "farmaco senza controindicazioni né data di scadenza".

Cito a tal riguardo le parole di un amico psicologo, a sua volta rielaborate sulla base di studi in merito alla tematica della valenza terapeutica della scrittura:

> Scrivere su un proprio evento traumatico in modo specifico e particolare, esprimendo le emozioni-evento correlate, è stato associato a un incremento della salute mentale dell'individuo.
>
> [...] La scrittura espressiva protegge dagli affetti negativi riducendo anche l'accesso ai servizi sanitari pubblici. È una terapia che permette la conquista del distaccamento dall'evento grazie alle ripetute esposizioni quotidiane a memorie traumatiche. Creare una narrazione dolorosa permette di ricongiungere e fondere azioni, tempo ed emozioni che possono essere state rimosse o dissociate. Trenta

minuti al giorno per sette giorni riescono da soli a migliorare il quadro clinico con il decremento della sintomatologia correlata. [21]

Condivido – e confido in – tutto e aggiungo che in questa "terapia complementare" un altro farmaco fondamentale per me è stata la lettura.

Numerosi e indispensabili sono stati infatti i libri – parecchi dei quali avuti in regalo – che mi hanno accompagnato in questo percorso, donatomi sollievo, fattomi compagnia, portatomi *altrove*, fornitomi «un'ascia per il mare ghiacciato dentro di me» (parafrasando Kafka), datomi spunti di riflessione. Tutto questo da sempre; molto di ciò che scrivo contiene forma e sostanza di ciò che leggo.

Ringrazio a tal riguardo Cristiano, mio caro docente di università, che pochi giorni dopo la mia triste comunicazione ha desiderato molto carinamente darmi in prestito *Guida galattica per autostoppisti* di Douglas Adams, uno dei suoi libri preferiti e che dovrò restituirgli a Roma «passeggiando sull'Appia Antica», come riportatomi in dedica. È stato un testo che mi ha dischiuso uno

---

21. Grazie Leano.

stile letterario a me poco noto. Ho sempre prefe-
rito letture serie e impegnate, invece con questo
romanzo (classificabile come fantascientifico/
umoristico) e con altri recenti (tra cui il fatidico
di Murakami) ho scoperto anche la bellezza di
uno stile letterario diverso che ha aperto, allen-
tato e ossigenato la mia mente. Un vero e proprio
esercizio di *lateral thinking* (pensiero laterale-di-
vergente) che mi ha altamente aiutato a scrivere
durante il mio percorso.

Supporti essenziali
di un viaggio esistenziale

«Viaggiare non vuol dire soltanto attraversare il cuore segreto dei continenti. [...] È quando si va *altrove* che le cose importanti cominciano ad accadere, quando *la vita ci mette alla prova e ci svela una parte di noi che prima non conoscevamo*». Così scrive Federico Pace nel suo romanzo *Controvento*, un altro dei libri fondamentali che mi hanno accompagnato in questo percorso; ringrazio del dono il mio caro cugino Nicolò.

Nell'affrontare ciò che si sta rivelando la vacanza più *straordinaria* mai vissuta – in parte da me stessa e in parte dalla mia vita – oltre ai libri e alla scrittura diversi sono stati i supporti che mi hanno aiutato *a viaggiare*. Alcuni di questi, come già accennato, sono i miei studi.

Superata la fase della *nera pedagogia*, dopo aver conseguito il diploma di maturità classica – formazione a cui devo moltissimo e unica scelta

ammissibile per me, fervida e inguaribile classicista! – mi sono laureata prima in Educazione
d'infanzia e dopo un anno di sospensione, in cui
ho comunque voluto portare avanti lo studio e la
formazione con un master, ho proseguito con la
laurea magistrale in Scienze pedagogiche e progettazione educativa; per un totale raggiunto di
quasi sessanta materie, insanie e sofferenze varie
e chili persi ma anche tante gioie e soddisfazioni.

Al di là della fatica impiegata per ottenerle, sono
state le lauree perfette per me perché mi hanno consentito di coltivare scientificamente tre mie grandi
passioni. Innanzitutto quella per l'*infanzia*, che da
piccola mi aveva portato a desiderare ardentemente
di diventare pediatra: spesso addirittura mi fingevo
malata per poter incontrare la mia pediatra, per
anni per me un modello femminile a cui tendere.
Un sogno professionale poi abbandonato per aver
capito che la cura e lo studio che volevo riservare
all'infanzia non potevano, dovevano e volevano
essere di ordine strettamente medico per me. Poi la
passione per lo studio, la formazione, l'apprendimento; il fascino verso la pedagogia, la psicologia,
la sociologia, la filosofia, insomma per le scienze
umane in generale. E infine la passione per la *medicina*; grazie al buon numero di materie di questo

argomento presenti nel curriculum di studio. Per queste ragioni ho concluso entrambi i percorsi (triennale e magistrale) scegliendo come relatore un grande pediatra e neuropsichiatra infantile – con cui ho avuto l'immenso regalo e privilegio di collaborare e la cui presenza nella mia vita si è rivelata cruciale – e come argomenti di tesi dei temi che sincretizzassero i settori epistemici indicati.

I miei studi mi hanno da sempre fornito il modello di pensiero per agire nella pratica quotidiana e lavorativa, ma in questa esperienza sono stati del tutto fondamentali. Mi hanno spronato a essere "pedagogista di me stessa" e dunque a dovere, per quanto possibile e con le non poche difficoltà che il caso ha comportato, *ex-ducere*[22] da me tutte le risorse – resilienza *in primis* – ritenute idonee per affrontare una situazione di estrema complessità e difficoltà come quella che tutt'ora vivo.

Mi hanno aiutato a capire come «abbracciare e bruciare il dolore e farne un importante combustibile di questo viaggio» parafrasando le parole di Kenji Miyazawa. Mi hanno spronato a rimodulare

---

22. *Trarre fuori,* verbo da cui deriva il termine *educazione*, l'oggetto di scienza della Pedagogia.

continuamente il mio comportamento quando il treno che lo conduceva usciva dai binari o vi restava fuori più del dovuto.

È stato, continua a esserlo e sarà un lavoro immane; sono caduta innumerevoli volte e chissà quante altre ancora lo farò. Cadere, se non sprofondare, è fisiologico; è impensabile avere – o subire – la pretesa di mantenere sempre il controllo in una simile situazione, dove innumerevoli sono le dinamiche da gestire e dove restar lucidi è molto, molto complesso. Tantoché tra i primi "suggerimenti" che vengono elargiti quando scopri di avere un cancro v'è quello di affidarti a qualche professionista per un sostegno psicologico. Ammetto che soprattutto all'inizio, quando credevo di non farcela ad affrontare tutto, avevo pensato a rivolgermi a uno *psiconcologo*. Dentro di me però sapevo di non volerlo realmente, volevo farcela da sola come ho sempre fatto nei momenti duri e critici della mia vita; dall'infanzia, all'adolescenza, all'attuale età adulta. Anche questa volta volevo essere in grado, o quantomeno provarci: se non ci fossi riuscita mi sarei arresa e avrei contattato un professionista. Non è detto che non lo faccia in seguito per la seconda fase di questo percorso, parimenti altamente complessa se non più.

Una *chance* iniziale però me la dovevo dare, anche perché possedevo gli strumenti offerti dalla mia professione e dai miei studi.

Così mi sono messa in gioco, ho fatto, sto facendo, un percorso. Perché la malattia è un percorso costituito da alcune fasi; ed è normalissimo che nelle prime, quelle di *accettazione*, predomini l'accoramento, la confusione, il delirio, la disperazione. Francamente non credo di esser stata l'unica a disperare, a pensare di morire o di non curarsi durante i primissimi momenti o a tratti anche in seguito (queste fasi non sono lineari ma circolari, per cui non è detto che esauritesi non possano ripresentarsi anche successivamente).

Ma *omnia tempus habent*[23]. Abbiamo solo bisogno di tempo; sempre e per ogni cosa. Abbiamo bisogno di tempo per decidere cosa cucinare a pranzo, figuriamoci per accettare e saper affrontare ogni santo giorno della vita la frase: «Hai un carcinoma maligno», che ti piomba addosso a *trent'anni* e nel pieno dei tuoi progetti lavorativi e di vita, dopo già tante precedenti sofferenze

---

23. C'è un tempo per tutto.

sia fisiche che psichiche, dell'*anima* (in greco *psuchè*). Una lista troppo lunga nonostante la mia giovane età. Ed è qui che emerge la rabbia.

Stando a Seneca «*Maximum remedium irae mora est*»[24]. Certo, giusto, saggio e stoico. Peccato che il vero problema sia l'*hic et nunc* (il *qui* e *ora*) e il come rimediare all'ira istantanea che pervade membra e cuore quando ti comunicano di avere un tumore maligno e tutta la tua vita improvvisamente si ferma.

Il *tempo* interviene dopo, quando tutto è finito (e non è detto, perché dipende da come finisce la storia; cosa che ancora non sai fin quando non arrivi al termine del viaggio), o durante il percorso stesso quando – e se – impari a metabolizzare ciò che ti sta accadendo. Ma per l'ira che ti pervade all'istante, in cui spaccheresti il mondo anche per il fatto che non puoi prendertela con nessuno perché nessuno ha colpe, non c'è *remedium*. E allora è giusto farsi anche invadere da queste emozioni e non respingerle o considerarle nemiche. In fondo «quando siamo arrabbiati, noi siamo quella rabbia. Noi siamo sempre i

---

24. «Il migliore rimedio contro la *rabbia* è il *tempo*».

nostri pensieri e le nostre sensazioni» si legge in un frammento del monaco buddista Thích Nhất Hạnh[25].

In ogni caso, superata la fase *ira-delirium-orror* – la più dura, che con travaglio impari a gestire quando ciclicamente si ripresenta – per quanto irto possa essere questo percorso, a un certo punto tra rovi e montagne rocciose scorgi anche delle piccole oasi e dei sentieri più agevoli da seguire perché finalmente hai indossato le lenti giuste, in assenza della quali prima eri solo parzialmente vedente. Probabilmente strada facendo le riperdi, ma puntualmente quando ritrovi quelle lenti e le indossi avviene qualcosa di estremamente significativo per il tuo viaggio esistenziale: aumenti l'asticina che segna i tuoi limiti di tolleranza; rinvieni forze che non pensavi di avere; ottieni consapevolezze nuove.

Personalmente mi hanno aiutato molto a indossare queste lenti, oltre ai miei studi e alla mia indole caparbia, anche tutte le *persone* che ho incrociato e che mi sono state accanto e che mi hanno donato parte di sé in questo cammino. È

---

25. Giunto alla mia conoscenza grazie a Carmine.

stato come se i loro pensieri (impliciti o espliciti che fossero), il loro amore e il loro affetto si fossero messi in interconnessione in modo silente e creato – sommandosi – una sorta di "campo energetico" e di aurea protettiva che mi ha avvolto, indotto forza e attenuato le cadute.

Infinite e commoventi sono state le parole e i gesti che ho ricevuto nell'arco di questo percorso da tutte le persone (numerosissime), vicine o lontane, conoscenti di nullo, poco o esteso tempo che nei modi più disparati pervenivano alla consapevolezza della mia situazione e a essa reagivano.

È stato straordinario per me, grande amante e studiosa delle scienze umane, scorgere aspetti delle varie personalità; osservare la meravigliosa eterogeneità caratteriale che si esprime anche attraverso gesti e situazioni di questo tipo.

Nel nostro *com-patire* il prossimo (nel senso etimologico di *con-partecipare* alle emozioni altrui), nella modalità in cui lo facciamo, nelle parole che impieghiamo, nei gesti che esperiamo noi esprimiamo anche parte della nostra essenza; sia che la destinataria sia una persona a noi vicina, che una perfetta sconosciuta: ciò che sono stata io in tante occasioni per molte persone, le quali mi hanno mostrato quello che il parlato comune chiama *solidarietà* e *compassione*; la psicologia e la scienza *empatia* o *attivazione dei neuroni specchio*; il cristianesimo *agape* o *caritas*. Con ciò, mi hanno dato la rincuorante conferma che tali sentimenti ancora esistono.

Ho tutto scolpito nel cuore e nella memoria, e lì vi resterà. Restano gli occhi lucidi e lusingati di Marco nel sentirsi dire che avevo scelto la sua cucina per salutare momentaneamente un certo tipo di cibo (dovendo iniziare a breve la chemioterapia, che avrebbe imposto diverse restrizioni); resta la sua corsa dopo che avevo già lasciato il locale per reinvitarmi all'interno a gustare il sorbetto da lui gentilmente offerto; resta la gentilezza di Alessia nel prenotarmi il tavolo pur essendo sabato sera, così da farmi accomodare subito al mio arrivo ed evitarmi l'attesa al freddo e sotto la pioggia; restano le lacrime asciugatemi e le parole di conforto rivoltemi dalla segretaria dello studio medico il giorno dei primi importanti esami post diagnosi; resta l'abbraccio fortissimo di Carla, "in battaglia" come me quel giorno al negozio dove entrambe ci trovavamo per far il medesimo acquisto, l'abbraccio dopo avermi guardato e con le lacrime avermi detto: «Tu sei una bambina, maledizione! Ma ce la farai, ce la faremo! Passerà tutto!»; restano i pareri di Raffaele su questo mio scritto, offerti a me di sua sponte senza chieder nulla in cambio; restano gli *andrà tutto bene*, *mi raccomando*, *ce la farai*, *stringi i denti*, *ti aspettiamo*, *aggiornaci*.

Come posso dimenticare tutto ciò? Impossibile. E dire che queste persone non mi avevano mai visto nella loro vita, mai saputo della mia esistenza. Immaginate quindi i parenti, gli amici e le persone più vicine in genere. Non posso descrivere quanto immenso bene abbia ricevuto da loro e quanto mi abbia nutrito e supportato. Un bene fatto di *buongiorno* e *buonanotte* quotidiani, con ogni epiteto possibile e immaginabile associato; di *come stai* continui, di *mi dispiace immensamente*, di *se hai bisogno io ci sono*, di *sono orgogliosa di te*, di *sei sempre bellissima*, di *mangia per favore*, di *riprenditi presto*, di *vincerai tu*, di *se cadi ti risolleviamo noi*, di *ti faccio ridere*, di *siamo con te*, di *ricorda che non sei sola*; *et cetera*. Non basterebbe una pergamena a elencarli tutti.

Per cui, semplicemente, grazie a tutte le innumerevoli persone, vicine e non, del tempo dedicatomi, dell'ipercura riversatami, della comprensione mostratami e delle parole rivoltemi.

Malattia *magistra vitae*

Vorrei a questo punto prendere in prestito alcune tra le parole ricevute, che ben fungono da gancio a un altro aspetto importante di questo mio percorso. Sono le parole di Thania, mia cara amica e valente ostetrica, scritte in una carinissima agenda donatami da lei e dal mio splendido gruppo di amici «per ricordarti – cito la dedica inaugurale – che non sei sola!».
Eccole:

Se noi vediamo la malattia come nostro complice e non come nostro nemico, possiamo trarne fuori lati apparentemente nascosti che questa include.
La liberazione dagli obblighi sociali, dal dover apparire sempre forti e perfetti, ci permette di lasciarci andare e di concederci i nostri lati bui e nascosti, ci rende liberi di filtrare le nostre amicizie, ci fa superare dei limiti che credevamo insuperabili, ci ridisegna da capo quelli che siamo e infine ci rende superiori.

Con affetto,
THANIA

Ergo, grazie Thania. Parole sagge, parole giuste. Parole sperimentate, seppur con qualche resistenza in alcuni aspetti non così semplici da affrontare. Tanti altri ancora sono gli insegnamenti, le conferme, gli "arricchimenti" che dalla malattia ho tratto e sto traendo. Li riporto ora tramite le parole scritte sulla mia agendina *Tù puedes todo* in un giorno qualunque della mia convalescenza, presa dal mio solito attacco di graforrea, con il tempo arricchite di nuovi elementi.

La malattia mi ha insegnato che vivere ed esistere non hanno il medesimo significato, ma al contrario notevole differenza.

La malattia mi ha insegnato che l'opposto di morte non è vita, ma nascita; giacché la morte può esistere anche durante la vita e a ogni morte può seguire una ri-nascita, anche durante la vita stessa.

La malattia mi ha insegnato che le paure e gli ostacoli che limitano il nostro agire sono veri e propri luoghi mentali, artifici che abilmente la mente costruisce per difesa, per alibi, e così come li ha costruiti alla stregua può distruggerli; ma che esiste un tempo adatto a farlo e non sei tu a deciderlo, è la vita che lo fa per te. Lo senti da dentro che il momento è giunto e la sensazione che ne consegue, simile alla "libertà dalle catene", dona un sollievo senza eguali.

La malattia mi ha confermato che aver avuto accanto
i miei genitori è stata una fortuna di imponderabile
valore; giacché senza di essi la mia vita non avrebbe
mai avuto un cominciamento, né il medesimo
proseguimento. Che, specie in questo duro percorso,
la cura riversatami, il tempo dedicatomi, i colpi
incassati, le lacrime asciugatemi, le mani strettemi, gli
abbracci donatimi incommensurabili sono stati;
nessuno mai al mondo avrebbe potuto fare tanto, e
grata sarò a loro fino alla fine dei miei giorni e grata
sarò al tempo che me ne ha concesso la presenza.
La malattia mi ha confermato che la femminilità
"esteriore" che ha sede nel corpo, nei capelli, nelle
forme, per quanto importante sia, per quanto caratterizzi
parte integrante della propria identità di donna e per
quanto sia dannatamente difficile e terrorizzante da
lasciar andare anche transitoriamente, non è quella più
"autentica". Poiché la bellezza è essenza profonda e si
può essere in grado di trasmetterla anche in assenza di
questi aspetti; ma coglierla è prerogativa solo di chi ama
veramente, o di chi ha sguardi profondi, meta-fisici, per
te che cieca, sorda e inabile, stenti a riuscirci.
La malattia mi ha confermato che la medicina senza
umanità non ha ragion d'esistere, che la guarigione
non avviene meccanicamente e per unico impiego
di farmaci ma che si cura avendo cura; che i medici

che fanno ciò e che non guardano al lato materiale e
gretto della loro professione esistono e la vita ha voluto
per me che io ne incontrassi alcuni, senza cui il mio
percorso non sarebbe stato lo stesso e a cui dico grazie,
dal profondo del cuore.

La malattia mi ha insegnato che la vita è fatta di
straordinarie sincronicità, nessi, connessioni,
collegamenti ancestrali, disegni insospettabili.

Che essa può esser ora puzzle, ora tangram; ossia
che ogni pezzo della vita può trovare la sua ragion
d'esistere successivamente agli eventi, quando
il quadro è stato completato, ma altresì che non
sempre c'è un'immagine finale e precostituita a cui si
giunge e che pertanto ogni elemento può assumere
un significato e un ruolo diverso a seconda di quelli
che intendi attribuirgli.

La malattia mi ha insegnato che dentro di noi vi
sono risorse che non immaginiamo né sappiamo di
avere, finché trovarle e usarle è l'unica scelta che
abbiamo[26].

La malattia mi ha insegnato che quella da noi stessi
è l'unica vacanza che non si è mai pronti a iniziare

---

26. Parafrasando le parole di Chuck Palahniuk, autore del
romanzo *Fight Club* (1996), da cui è stato tratto l'omonimo e
celebre film.

e che si è impazienti di concludere, ma anche la più
incredibile che si possa mai vivere e reca con sé tante
sofferenze ma altrettante scoperte.
La malattia mi ha confermato che nessuno "si salva da
solo"; che la solidarietà, l'affetto e l'amore esistono ancora
e che senza, marciare è più complesso. Ma che se non sei tu
a volerti salvare alla fine il passo lo serri, e se riesci a uscire
dal tunnel il principale merito è solo e unicamente tuo.
Perché sei *tu* che affronti il tuo cambiamento fisico;
tu che ti vedi sfiorire e cangiare e non riconoscerti più
alla stregua; sei *tu* che sopporti i dolori, le privazioni, le
sofferenze, le rinunce, le parole dure, le insonni notti,
il veleno nel tuo corpo, la tua vita in sospensione, la
visione da spettatore delle vite altrui, la tua alienazione;
sei *tu* che trovi il canale per drenare le tue emozioni,
per rendere produttivo l'incamerare di stati d'animo
che altrimenti ti inonderebbe e ti farebbe esplodere,
come un frullatore riempito troppo e andato in tilt.
Sei *tu*, *tu*, unicamente *tu*.
Per cui congratulati con te stesso, fai un plauso a te stesso,
non essere sempre il tuo giudice più severo, sei *tu* che avrai
lottato e *tu* che, si spera, avrai vinto.
Accarezzati, coccolati, riguardati, corteggiati, viviti e amati;
d'ora in poi non sprecare più un solo giorno senza farlo. O
se cederai nuovamente al tuo auto dispotismo, pensa a quei
momenti e ritira il dito che ti punti sempre addosso.
Amati e rispettati, sempre.

Quanto scritto – e vissuto – mi fa venire in mente quello che in alchimia è chiamato il "principio dello scambio equivalente", giunto alla mia conoscenza grazie al mio caro amico Giuseppe, il quale ne ha fatto un *Leitmotiv* della propria esistenza e di cui mi ha condiviso la spiegazione una fredda sera del 31 dicembre 2015 quando, conosciuti da pochissimo, ci stavamo apprestando a salutare l'anno insieme ai nostri amici in comune. Ha chiarito: «Per ottenere qualcosa è necessario dare in cambio qualcos'altro che abbia il medesimo valore – questo è in sostanza il pensiero sotteso – Più sacrifichiamo qualcosa, più otteniamo qualcosa in cambio. Magari l'equivalenza non arriva adesso; magari ci vorranno anni, ma ti tornerà indietro tutto». Anche la sofferenza che patiamo è il prezzo che dobbiamo pagare per ottenere qualcos'altro, in maniera direttamente proporzionale.

Ebbene evidentemente per me era riservato forse un prezzo più caro, ma se esso era la *condicio sine qua non* per conquistare ciò che ho ottenuto e che sto ottenendo da questa esperienza, accetto questo "scambio" speranzosa che il futuro possa decretarne a pieno titolo l'"equivalenza".

Per inciso infine, onde evitare di risultare incoerente con quanto riportato all'inizio di questo mio scritto sulla questione dei consigli, specifico che quel *tu* sono sempre io; in una sorta di dialogo intra-soggettivo. Per cui questi imperativi sono rivolti a me, da me.

Chi di voi però vorrà prendere per buone queste parole per sé e accettarle come suggerimento faccia pure, ma il monito principale è per me stessa, che sempre e severamente e continuamente mi punto il dito e mi giudico, e quasi mai mi applaudo. E invece, stavolta, un plauso voglio farmelo.

Il mio iter
e le sincronicità
che cambiano la vita

Il mio iter in questa esperienza è stato abbastanza singolare e mi ha fatto aprire gli occhi su alcuni importanti aspetti che sento il bisogno di esprimere e condividere. Non riguardano solo il versante strettamente medico della faccenda ma anche quello esistenziale nonché molti di quegli insegnamenti che ho riportato nel paragrafo precedente, con particolare riferimento alla lezione «la vita è fatta di straordinarie sincronicità e connessioni», aggiungo: e di come tali eventi possano definirne la sorte.

Nell'estate del 2015 ricevetti in regalo un testo rivelatosi illuminante: *Nulla succede per caso. Le coincidenze che cambiano la nostra vita* di Robert H. Hopcke, psicoterapeuta statunitense[27]. L'au-

---

27. Direttore del Center for Symbolic Studies, scuola di formazione per psicoanalisti e psicoterapeuti di area junghiana.

tore a partire dalla definizione junghiana delle *coincidenze* come *sincronicità* («casualità ripiene di senso») ne esplica il significato puntando il focus sull'impatto emotivo che queste – definite da lui come «eventi unici in cui un incontro esterno di individui assume rilevanza emotiva, simbolica e tra-sformativa» – hanno nella nostra vita; ossia su come eventi o incontri che sembrerebbero inizialmente privi di significato rilevante e che nell'ordinario definiamo mere "coincidenze frutto del caso" possano poi acquisire altri sensi a seconda dell'impatto emotivo che hanno esercitato su di noi rivelandosi cruciali per la nostra esistenza, la quale si scopre essere *collettivamente intrecciata*.

Cito testualmente:

Siamo collegati agli altri con legami molto più forti di quanto spesso siamo in grado di riconoscere. Quasi fossimo personaggi di un intreccio, incontriamo spesso la persona o le persone che dobbiamo incontrare. In momenti di crisi o di grande apertura entra in scena un personaggio che diventa per noi una delle figure principali nella storia della nostra esistenza. In altri momenti, si manifestano dei legami che, quasi si trattasse di una forza della natura, sembravano destinati a emergere. In altri momenti ancora, quando per paura o per egoismo ci estraniamo dal mondo, gli eventi sincronistici attivano rapporti che ci ricordano con insistenza, ossessivamente, l'impossibilità di ignorare del tutto i nostri legami con gli altri. Quando si verificano eventi simili percepiamo più profondamente la storia che stiamo vivendo, la storia che dice: tu non sei solo.

Ricordo che al tempo la teoria mi affascinò parecchio ma presto dovetti metterne da parte la lettura che con interesse avevo intrapreso per riprendere in mano i testi universitari in vista degli ultimi esami e dell'imminente laurea, ripromettendomi di continuare a tempo debito.

Quando mesi fa – ero all'inizio di questo viaggio – recuperai il testo per concluderlo, fu straordinario rendermi conto di come quelle riflessioni per me fino a due anni prima semplicemente affascinanti stessero diventando una realtà appurata e constatata empiricamente. Più leggevo quelle parole e le storie che l'autore riportava a esempio, più ripensavo al mio iter e a ciò che lo aveva preceduto. Improvvisamente gli eventi accaduti, le persone incontrate, avevano assunto un significato preciso, ma diverso. Come un puzzle che si stava componendo: tutto magicamente stava andando al suo posto.

Dopo quella lettura ero diventata cosciente della bellezza, dell'ordine e del concatenarsi delle storie che avevo vissuto. *Ergo*, grazie R. Hopcke e a chi me ne ha fatto dono; semmai starà leggendo queste parole.

Per tornare al mio iter "*sincronisticamente* intrecciato", accadde che il 16 dicembre 2016 decisi di rivedere la situazione al mio seno, che per motivi vari avevo trascurato (*mea culpa*, mai me lo perdonerò); il verbo *trascurare* connesso alla salute non sarà infatti mai più contemplabile nel mio vocabolario! Sapevo da tempo di avere dei fibroadenomi (formazioni benigne) perché soffro di quella che in gergo sanitario è definita *mastopatia fibrocistica*[28], sulla quale la medicina non esercita particolare allarmismo, specie alla mia giovane età.

Negli ultimi tempi però un "fibroadenoma" in particolare era diventato importante nella dimensione – lo sentivo al tatto – nonché foriero

---

28. È una displasia mammaria, ossia un'alterazione (tendenzialmente) benigna dei tessuti del seno che si realizza con la creazione di formazioni (anch'esse tendenzialmente) di natura benigna come cisti e fibroadenomi.

di elevato dolore, specie in concomitanza con il periodo pre- e mestruale (il ciclo è stata la *costante dolorosa della mia vita*, ma di certo non avrei pensato arrivasse a tanto[29]). Alla mastodinia era in seguito subentrato uno stato di malessere generico dato da astenia e perdita di peso,che io però associavo al periodo convulso e fortemente stressante causato dagli intensi ritmi lavorativi e da questioni personali irrisolte.

Per tali ragioni sentii che fosse giunto il momento di replicare i controlli; così nella data indicata mi sottoposi a un'ecografia, dalla quale non emerse nulla di preoccupante se non le dimensioni elevate della formazione che, a parere del medico, necessitava di «valutazione chirurgica», come riportato nel referto.

---

29. Il mio tumore è risultato positivo agli ormoni (estrogeni e progesterone) ciò significa molto banalmente che gli ormoni lo hanno nutrito ampiamente da quando è nato, specie durante il ciclo mestruale allorché il loro rilascio aumenta notevolmente. Inoltre la ricerca pare abbia ottenuto nuove prove che il menarca precoce – a cui io sono stata esposta – e la menopausa tardiva aumentino le probabilità di sviluppare un cancro alla mammella.

Mi venne proposto il gennaio 2017; inizialmente accettai, salvo poi decidere di rimandare l'intervento perché a dicembre ne avevo dovuto affrontare un altro di cui ancora dovevo smaltire i postumi e che aveva già sottratto tempo alla mia occupazione. *Illo tempore* facevo la tutor per studenti con disturbi dell'apprendimento in un centro specializzato, ne avevo in affidamento una decina, "non potevo permettermi" di pensare alla mia salute in quel momento (pensiero oggi incontemplabile per me).

Senonché il giorno 8 marzo 2017 (sì, proprio durante la Giornata internazionale della donna) accadde un evento che cambiò, con il senno di poi, le sorti della mia vita. Ero andata a lavoro come sempre; e come sempre avevo fatto tranquillamente l'ordinaria riunione d'equipe ed ero tornata al mio personale operato. Poco dopo però aveva avuto luogo una conversazione tra me, la mia responsabile e le colleghe su una faccenda che avevo deciso di posticipare al termine dell'anno scolastico e che, nonostante le mie resistenze ad affrontarla, si era insistito nel far proseguire. Ebbene, accadde che questo colloquio degenerò presto in un acceso dibattito foriero per me di tristi verità e delusioni, avente come epilogo la decisione di andarmene da quel luogo seduta stante e non rimettervi più piede, nonostante i tentativi di trattenermi: nulla riuscì a farlo, ero un treno in piena corsa.

Se quella discussione non fosse stata *così com'è stata*, se tutto ciò non fosse accaduto *nei modi e nei tempi* in cui è accaduto, non sarei mai arrivata a quella decisione estrema, non è da me. Eppure quella volta fu come se qualcosa di esterno e di potente avesse inibito ogni mio scrupolo. Fu come se qualcuno mi avesse urlato da dentro: «Vai! non tornare indietro!». Se non gli avessi dato ascolto avrei certamente risolto la questione; sarei quindi ritornata già l'indomani al mio lavoro e avrei di conseguenza mantenuto la decisione – già comunicata alla responsabile giorni prima – di rimandare di molto l'intervento, possibilmente a fine estate/inizi autunno, giacché fino a luglio sarei stata molto impegnata con gli esami di tre studentesse in uscita dalle secondarie inferiori e superiori. E chissà, magari sarebbe stato tardi; quantomeno, il quadro clinico sarebbe stato notevolmente più compromesso e avrei dovuto lottare molto di più; nel senso che l'istologia del mio carcinoma è molto seria e il tempo è stata una variabile fondamentale a decidere le sorti della mia vita. Per questo (in generale) è importante lo screening precoce.

E invece no, era così che doveva andare. Nulla accade per caso.

Quindi, giusto il tempo di riprendermi dal triste (rivelatosi poi salvifico) episodio che mi aveva procurato uno stress emotivo non di poco conto – fu doloroso lasciare i miei studenti e i genitori – e posi in sospensione temporanea la faccenda lavoro, per riprendere in mano quella della salute.

Dopo aver affrontato altre questioni mediche rimandate da tempo ma di piccola entità, il 26 aprile 2017 – erano dunque trascorsi quattro mesi dall'ultima ecografia – fissai una nuova visita senologica che mi condusse, tra esami intermedi dai responsi non allarmanti[30], al 17 maggio 2017, giorno in cui venne fissato l'intervento per il fibroadenoma.

La mattina del ricovero recò in sé delle note singolari; ebbi modo di rivedere dopo tantissimi anni due persone del passato a me care. La prima fu Salvo, un ragazzo appartenente al mio gruppo amicale di quando ero appena dodicenne – erano quasi vent'anni che non ci vedevamo – e

____

30. Fui sottoposta a un esame intermedio il cui esito non impedì di procedere all'intervento.

che il "caso" volle fosse l'ausiliario giusto di quel reparto. Quel giorno mi riconobbe prontamente (io impiegai più tempo) mentre ero in attesa che mi trasferissero in camera; fu lui a portarmi in sala operatoria, preparandomi con conforto all'ingresso tra ricordi e racconti del passato.

L'altra persona che rividi fu Daniele, mio caro ex compagno di liceo, con cui appena due mesi prima mi ero ritrovata virtualmente tramite Facebook, apprendendo che era diventato medico specializzando in Radiologia. Sapeva da tempo del mio intervento e quel giorno essendo di turno proprio nella medesima struttura sanitaria era passato a trovarmi; così finalmente dopo ben undici anni ci rivedemmo *de visu*. Guardarlo arrivare con indosso il camice – suo sogno dai tempi del liceo – fu molto emozionante. Ci abbracciammo e anche lui cercò di trasmettermi serenità per quanto avrei dovuto affrontare dicendomi di non preoccuparmi perché *sarebbe stata una banalità e sarebbe andato tutto bene.* Mai di certo avremmo immaginato ciò che poi sarebbe accaduto e che in seguito a questo sarebbe diventato anche lui una delle importanti presenze che avrei avuto vicino in questo percorso.

L'operazione durò più del previsto (quasi due ore, a dispetto della mezz'oretta annunciata) e fu per me un'esperienza traumatica ed estremamente travagliata (risparmio motivi e dettagli). E badate bene che ero già avvezza agli interventi chirurgici e *ipso facto*[31] già "temprata" al dolore fisico.

Tornai dalla sala operatoria molto *provata* (uso un eufemismo); ricordo che quando vidi mia madre, ero ancora stordita dalla sedazione, scoppiai a piangere; non mi era mai accaduto in tutte le (non poche) operazioni subite.

Da subito mi resi conto che non si era trattato di un intervento ordinario perché la ragazza che era in camera con me per lo stesso motivo, poco dopo esser rientrata dalla sala operatoria e smaltito l'effetto dell'anestesia con un lungo e invidiabile riposo, era già pimpante e appetente. Rimembro le sue parole perché erano molto distanti da ciò che invece provavo io: «Ho famissima, datemi da mangiare!»; alle quali fece seguito un cornetto al cioccolato di notevoli dimensioni. Aveva un piccolo cerotto, contro la

---

31. Per lo stesso motivo.

mia vistosa fasciatura, e nel pomeriggio già venne dimessa e tornò a casa dai suoi figli. Non fu così per me.

Restai in osservazione una notte intera per "monitoraggio". Una notte interminabile in cui mia madre, con la forza che la contraddistingue e che ancora mi è incomprensibile, mi stette accanto amorevolmente seduta su una sedia vicino al mio letto, a dispetto dei suoi problemi alla schiena, confortandomi quando il dolore si faceva insopportabile e sopperendo alla mia bassa autonomia gestionale.

Venni dimessa il giorno dopo con appuntamento al sabato successivo per il controllo, e da lì al 25 maggio per la rimozione dei punti, con queste parole in chiosa: «Ora attendiamo l'istologico; non dovremmo avere sorprese».

I giorni seguenti all'operazione furono durissimi, però sapevo che a breve tutto sarebbe finito e presto sarei tornata alla mia vita di sempre. Avevo lasciato delle faccende importanti in sospeso come il lavoro (la cui ruota aveva ripreso a girare) e nuove conoscenze, che avrei voluto approfondire una volta chiusa quella parentesi.

E invece no, non fu così che andò.

Giunse il 25 maggio, di cui anticipo il racconto con alcune parole scritte a distanza di pochi giorni dalla dura comunicazione.

La vita di ogni donna e di ogni uomo, dal suo cominciamento alla sua risoluzione, è costituita da giorni. Giorni che si susseguono, che si inseguono, in una costellazione di ore, minuti, secondi.
Vi sono giorni che reputiamo insignificanti, noiosi, mono-toni e che per tanto tempo tendiamo inconsciamente a far sprofondare nell'oblio.
E poi vi sono altri giorni, che si cristallizzano nella memoria in maniera così profonda che solo eventi violenti o irreversibili come un trauma o una degenerazione cerebrale ne potrebbero annientar la presenza e rievocazione.
Giorni, ore, minuti, secondi che vorresti fermare per la bellezza che gli appartiene e che rivivresti in una sorta di eterno ritorno. E giorni, ore, minuti, secondi che vorresti cancellare con un colpo di spugna per la negatività in loro possesso, che mai rivivresti e che mai avresti immaginato di poter vivere.
Giorni di gran potere, giorni che del tempo ti cambiano la percezione, la concezione, giorni che deviano il tuo percorso, che lo segnano, che lo ristrutturano, modificandolo, in tutto il suo perimetro.

Questo fu per me quel 25 maggio 2017. Dopo quattro ore di attesa finalmente il monitor della sala segnalò il mio turno. Entrai nella stanza e salutai la dottoressa, che con aria seria mi invitò a sedermi; con me la mia onnipresente mamma.

Nella mente un disegno diverso, con un diverso esito: noi che entriamo; la dottoressa che mi controlla e rimuove i punti; io che ringrazio e finalmente rientro a casa libera, con ancora la consapevolezza di qualche altro giorno di pazienza ma felice di ritornare alla vita di sempre.

Disegno errato. Lei mi guardò, accanto a lei un'altra dottoressa e un'infermiera; dietro, un po' in sordina e appoggiati al muro, due giovani in camice, probabilmente studenti. Osservai i loro occhi, sembravano lucidi, due in particolare; osservai i loro volti, sembravano accorati. Mi domandai cosa stesse succedendo. Poi quelle parole, che mai avrei pensato di sentirmi dire: «Ascolta Fabiana, è sempre difficile comunicare certe notizie a donne così giovani come sei tu, però purtroppo è doveroso farlo. Non abbiamo ancora l'istologico definitivo, ma abbiamo già ricevuto un'importante comunicazione dall'anatomia patologica e purtroppo c'è un carcinoma Fabiana, tra l'altro con caratteristiche di particolare serietà. L'intervento è stato importante per scoprirlo e rimuoverlo in parte ma non è finita qui, anzi, è appena iniziata, un nuovo percorso ti aspetta, devi essere forte».

Il mio cuore in galoppo, prima calore e palpiti, a un tratto il gelo. Il battito si fermò, il respiro si spezzò, il corpo si pietrificò.

La mia mano strinse la mano materna come mai nella vita aveva fatto, gli occhi incrociarono i materni occhi; la bocca e la voce sommessa ebbero la forza di pronunciare solo la parola: *mamma*, che da afasia pure fu colta. Nessuna lacrima solcò il mio volto, che restò rigido e immobile.

Vidi d'un tratto la sequenza delle immagini di ciò che mi avrebbe atteso; i fotogrammi scorrevano nitidi, ma veloci: le peregrinazioni dai medici, le sentenze che questi avrebbero pronunciato, ciò che avrebbero comportato. Panico, terrore, un *brainstorming iconico*[32].

All'uscita da quella stanza ero completamente disorientata, avevo perso la bussola e avevo fatto ingresso in un'altra dimensione per cercarvi

---

32. Espressione inesistente, elaborata molto liberamente, che si potrebbe tradurre con *assalto mentale di immagini*.

rifugio finché il viaggio non si sarebbe concluso: il mio viaggio verso la guarigione, il mio viaggio verso la vita; mai come allora mia fervida sfidante.

Percorsi i corridoi stretta a mia madre, disorientata e perduta quanto me; il passo lento e stentato. Mio padre ci attendeva all'uscita (generalmente dentro l'auto, quel dì invece era già fuori dal veicolo, per il caldo notevole della giornata). Avevamo deciso di non dirgli nulla fino al rientro a casa, a causa della sua salute compromessa dal diabete (bastano reazioni emotive forti per far balzare la curva glicemica); ma non appena lo vidi e incrociai il suo sguardo sorridente, perché ancora ingenuamente ignaro, non riuscii a trattenere le lacrime e corsi verso di lui abbracciandolo fortissimo e lasciandomi andare in quel pianto mancato durante il colloquio con la dottoressa. In quel momento abbracciando lui, e a lui abbandonandomi, fu come se stessi abbracciando e mi stessi abbandonando a me stessa.

«I genitori sono i figli – mi scrisse un pomeriggio Raffaele – noi tutti siamo la stessa persona dei nostri genitori, un'unica anima che si ripete senza che ce ne accorgiamo. Qualcuno cancella una parte dei ricordi del passato e porta sulla Terra una persona che già c'era. Ne sono convinto. Se per un giorno te ne convincessi, ti vedresti allo specchio e forse ti spiegheresti perché Anna era seduta tutta la notte al tuo fianco, al fianco di se stessa». Per alcuni saranno parole visionarie o intrise di spiritualismo; sarà, ma io le sento profondamente.

Se ci pensiamo, lo stesso ragionamento si potrebbe estendere più razionalmente a vari esiti della nostra *capacità generativa*; d'altronde si può essere generativi senza necessariamente "generar prole". Pensiamo alle opere d'arte; «ogni artista intinge il pennello nella sua anima e dipinge la sua stessa natura nelle sue immagini» disse Henry Ward Beecher. Traslitterando queste parole al mio manoscritto, anche io ho dipinto "la mia stessa natura nelle sue parole", insomma anch'esso, in fondo, è "me stessa".

Già che siamo in tema di "pensieri laterali", pure io ne avrei elaborati alcuni connessi alla mia famiglia e ad alcune dinamiche della mia vita. Ciò che ipotizzo – e percepisco – è che all'interno del mio nucleo familiare qualcosa ha fatto sì che vi fossero ruoli specifici e specifiche condizioni: mia madre, che stesse bene in salute (a parte qualche acciacco in linea con l'età e il duro e annoso lavoro) in quanto perno della famiglia, la colonna portante, l'inossidabile roccia; meraviglia umana che sto ulteriormente scoprendo in questa esperienza rimanendo profondamente colpita da quanta forza possa esserci in un corpo così minuto e alla quale tutti noi membri della famiglia dobbiamo la vita, giorno dopo giorno[33]; mia sorella maggiore, che vivesse le esperienze dolorose più tragiche indirettamente tramite i suoi familiari e non se stessa, giacché la sua *apparente* sicurezza e la sua bassa tolleranza a vessazioni simili non le darebbero modo di sostenerle e gestirle (anche se sono certa che tale esperienza la stia corroborando profondamente) e le sono grata degli sforzi compiuti fino a oggi e della sua presenza[34]; mio fratello minore, che sperimentasse sia il dolore diretto che quello indiretto, per maturare e fortificarsi ma con maggiore propensione per il secondo, così da essere nelle condizioni di supportare la famiglia al momento del bisogno (come ha dimostrato in questa vicenda facendomi scorgere in lui maturità, forza e solidità[35]).

E poi ci siamo io e mio padre. I più colpiti e vessati dalla vita dal punto di vista della salute e della sofferenza, addirittura condivisa una volta nella

---

33. Grazie mamma, *Anna*, di esistere.

34. Grazie Fede.

35. Grazie Nicolò.

medesima esperienza. Insieme abbiamo avuto un incidente stradale anni fa che è costato a entrambi parecchio; ma forse quelli più "idonei" a reggere certi pesi, quelli più tolleranti, pazienti e in grado di restare a galla nonostante le ondate ricevute.

È come se lui avesse raccolto e caricato su di sé i malanni imponibili anche a mia madre[36], perché lei lo assistesse (l'opposto sarebbe stato molto più complesso); parimenti è come se io avessi subito ciò che avrebbe potuto colpire anche i miei fratelli (per le ragioni che ho esposto). Mi rendo conto che molti troveranno queste parole insensate e appunto visionarie: non avrebbero torto.

È che spesso si cerca di trovare un senso alle cose, anche se le stesse non sempre lo hanno (come dice il caro Vasco) e io, mente razionale e analitica, non posso esimermi dal farlo. Inoltre è una sorta di consolazione alle disavventure che mi hanno colpito, così mi auto-avallo questa congettura che, per ovvie ragioni, resterà inverificabile (concedetemelo!).

A ogni modo, tornando a quel 25 maggio, durante il tragitto per rientrare a casa in un briciolo di lucidità rimasta mi venne in mente un particolare

---

36. Grazie papà, *Gaetano*, dell'esempio quotidiano di dignità nell'accettazione del dolore.

curioso. Mesi prima, esattamente nel gennaio 2017, in un momento di puro lassismo, feci uno di quei test banalini del tipo *scopri l'iniziale della persona che ti sposerà*, che in quel caso era *scopri quale mese cambierà la tua vita per sempre*. Ebbene per dimostrarvi che ciò che scrivo non è frutto di mera fantasia vi riporto, affinché possiate leggerlo da voi, il relativo responso, che decisi di salvare sul desktop del mio computer così da verificarlo a tempo debito. Una sorta di gioco tra me e la vita; la foto non è fittizia, sono realmente io nel dicembre 2016;

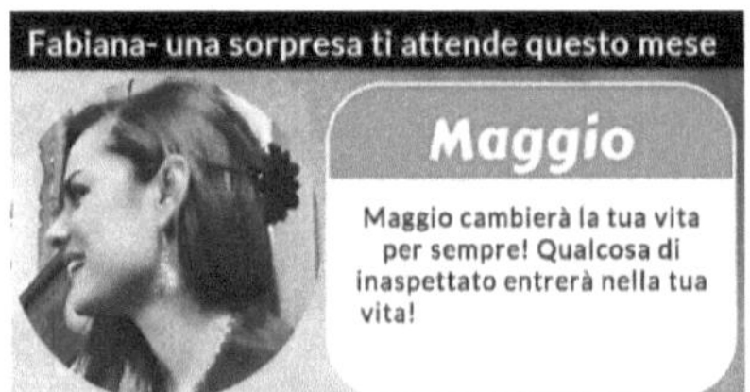

all'epoca avevo quell'immagine sul mio profilo. Poiché a maggio 2017, giusto pochissimi giorni prima dell'intervento, avevo ricevuto e accettato delle proposte di collaborazione professionale, in seguito avevo ripensato a quel test e creduto, fino al giorno della *metabolè*[37], che la sorpresa che mi attendeva si riferisse al lavoro. Di certo non avrei

---

37. Letteralmente in greco *capovolgimento improvviso*. Mi riferisco chiaramente sempre a quel 25 maggio.

mai immaginato che *Maggio avrebbe cambiato la mia vita per sempre* perché avrei scoperto di avere un cancro. Lo so, sono sciocchezze; ma ammetterete che il fatto in sé sia un pochino curioso, no?

Tornando al mio iter, affrontato l'impatto traumatico iniziale dovetti gestire e comunicare la notizia ad amici e familiari, a cui vanno i miei più sentiti ringraziamenti per la solidità datami nei primissimi momenti in cui pensavo di precipitare nel vuoto, nonostante anche per essi non sia stato semplice incassare l'annuncio.

Ricordo le prime telefonate a Manuela, Sabrina e Alice – le mie più care amiche, come sorelle –, le loro domande plausibili e serene, perché ancora ignare: «Allora Fabi tutto bene? Rimossi i punti?»; i silenzi, le pause e i respiri nelle loro voci al di là della cornetta che fecero seguito alla mia dura e inaspettata risposta.

Ricordo la sorprendente compostezza di mio fratello, il suo abbracciarmi senza cedere – quantomeno al mio cospetto – all'emozione al fine di trasmettermi da subito forza e tenacia. Diversamente ricordo la temuta e straziata reazione di mia sorella la sera, al rientro da lavoro; il mio doverla consolare e pregare di darmi lei – questa volta – il suo supporto.

Ricordo gli occhi stillanti e le voci rotte dei miei zii Nuccio e Ugo quando mi fecero visita una volta appresa la notizia; mai prima di allora, eccetto che per eventi tragici familiari, mi era capitato di assistervi, così saldi nei loro caratteri. E ricordo il volto di Giovanni[38], venutomi a trovare sotto casa al mio rientro dall'incontro con i medici e il suo: «No, non dirmelo Fabi» prima ancora che gli dessi la notizia; già aveva capito tutto. «Vorrei prendere il tuo dolore e viverlo io, così da alleggerirti mente e cuore. Se solo fosse possibile. Sappi che io lo vivrò con te» mi disse prima di andar via stringendomi le mani con le sue, fredde nonostante la giornata caldissima.

E chi se li scorda più questi pezzi di vita.

Affrontato tale aspetto inevitabile occorreva necessariamente recuperare lucidità, prendere in mano la situazione e iniziare l'iter il prima possibile; come sollecitato indirettamente nella nota finale del referto istologico dall'anatomopatologa che aveva emesso la diagnosi. Poco tempo dopo scoprii che quest'ultima era stata nientedimeno coinquilina, nonché cara amica, di Lara, una

____

38. Ne svelerò l'identità in seguito.

ragazza di professione medico che avevo conosciuto a dicembre 2016 in uno spensierato sabato pomeriggio tra amiche e che in questa vicenda ha assunto un ruolo diverso; ossia mi è stata d'aiuto nel recuperare la cartella clinica di un precedente intervento subito nell'ospedale dove lei presta servizio, e utile ai fini di un esame a cui mi sarei dovuta poi sottoporre. Ancora *sincronicità*!

Il giorno in cui giunse l'istologico definitivo fu una fibrillazione continua. La telefonata della dottoressa era trepidamente attesa non solo per l'esito (verso il quale posi bende agli occhi e tappi alle orecchie fino all'incontro con il medico) ma anche perché arrivasse "in tempo", così da poter confermare o meno la visita programmata il medesimo pomeriggio per una *second opinion* sul caso; fatto che poi avvenne.

Amici e parenti nel frattempo aspettavano di essere informati; in tutto ciò io ero dentro la mia bolla, dove necessitai di entrare e dalla quale però *obtorto collo*[39] poche ore dopo dovetti uscire per affrontare e superare altre durissime prove: mettere piede in un centro oncologico (solo il nome mi

---

39. Letteralmente "con il collo storto", ossia *con costrizione*.

dava i brividi); reggere alla vista di persone già in fase di cura (che mi proiettava violentemente nel futuro, un futuro doloroso anche se ancora incerto) e all'emozione che ne scaturiva. Prima di entrare, alla visione di certe immagini esplosi in un pianto angosciante pensando: che ci faccio io qui? No, non voglio essere io, no! E chissà magari qualcuno avrà elaborato lo stesso pensiero guardando me. Dovetti trovare il coraggio di *sentire* e *capire* quale fosse il mio quadro clinico, la mia prognosi, le mie speranze e aspettative di vita, ciò che mi avrebbe atteso; perché nulla ancora sapevo in merito.

Sono prove che ti segnano a vita, fino al midollo.

Al tempo ero troppo fragile e profondamente turbata (prima dall'intervento e dopo dalla diagnosi), per cui inizialmente ho avuto fortemente bisogno di qualcuno che agisse al mio posto, che mi prendesse per mano e mi accompagnasse esponendosi per me. Che *leggesse* per me, che *parlasse* per me, che *sentisse* insieme a me, quando la mia presenza non poteva essere risparmiata.

Cito a tal riguardo queste parole del grande Paolo Mantegazza: «Quando la volontà è tesa in tutta la sua forza, il primo apparire della stanchezza deve imporre il riposo». Ebbene io, in quel momento, avevo bisogno di *riposo*.

A prendermi per mano quel dì che mai scorderò, due uomini: mio fratello e il compagno di mia sorella; avevo bisogno di un membro della mia famiglia dalle spalle forti e dalla mente lucida (cosa che in quei primi giorni mio fratello dimostrò di essere) e di una persona che non lo fosse in senso stretto e che mantenesse il pieno controllo della situazione, pur non essendone totalmente estraneo. Per cui dico grazie a entrambi del supporto datomi quel pomeriggio[40]. Nella mente ho impresse tre frasi di quel colloquio (ora dal respiro tragicomico a onor del vero), pronunciate dal chirurgo dopo un suo rudimentale disegnino del mio tumore su un foglio, di cui appresi solo in contemporanea alla lettura e spiegazione da parte sua del referto, tipologia, caratteristiche, dimensione e stadio; agitandomi non poco.

Tre frasi che decretarono tre sentenze e per deduzione tre miei pensieri in associazione:

I. «Allora, tutto sommato il quadro non dovrebbe essere bruttissimo. Se tutto va bene, nel giro di un anno ce la facciamo a uscirne».

Bene, non morirò. Quantomeno non ora.

------

40. Grazie Giancarlo, grazie Nicolò.

II.   «Coraggio, lei ha un bel viso, le ban-
          dane le staranno bene».
Allora è certo, dovrò fare chemioterapia.

III.   «Pensi al lato positivo. La faremo
          andar via con una taglia in più!».
Diamine no. Pure questo dovrò affrontare!

Come quel 25 maggio, nuovamente comparve nella mente la sequenza di ciò che mi avrebbe atteso. Nuovamente panico e paura; ma questa volta, quantomeno, con un sollievo nel cuore. Sapevo che una soluzione al problema c'era, per lo meno al momento. Non è poco senza dubbio, ma in quegli attimi tutto sembra insufficiente a consolarti.

Ci sarebbe stata ora l'altra importante prova da affrontare: sostenere i primi e fondamentali esami e apprenderne il responso, che avrebbe definito meglio il quadro clinico e indicato se *l'intruso* avesse o meno creato danno altrove. E la cosa, capite bene, mi terrorizzava non poco.

È esattamente in quei momenti che *ti passa tutta la vita davanti*; sarà pure una frase inflazionata e retorica, ma ahimè è reale. Non era la prima occasione che mi misuravo con una sensazione simile, anche se questa volta il sapore era diverso. Una precedente volta accadde una sera uggiosa del novembre 2005 quando ebbi l'incidente con mio padre; ricordo dapprima il *brevissimo* intervallo di tempo intercorso tra lo sbandamento dell'auto e l'impatto violentissimo contro il palo della luce a duecento metri da casa; poi l'*interminabile* tragitto in ospedale sull'autoambulanza. Inizi in un attimo a elencare tutte le peggiori conseguenze possibili, quasi per sviluppare gli anticorpi utili ad affrontarle. Pensi a quel termine che è tanto difficile pronunciare, che comincia con l'undicesima lettera dell'alfabeto e si conclude con la quinta. È inevitabile che lo si faccia. Tutti noi sappiamo perfettamente di procedere indistintamente verso un unico fine; ma nonostante tale consapevolezza esso resta sempre lontano, indefinito, fino a quando un evento traumatico forte come la scoperta di una malattia – al di là della prognosi – o in generale una situazione di estremo pericolo improvvisamente rendono tutto ben distinto. Le distanze ridotte, il modo focalizzato, il tempo individuato e accelerato.

Il giorno dopo quel colloquio, in un momento di grande sconforto e confusione, fortunatamente ebbi l'istinto di chiamare il mio caro relatore, che non sentivo da qualche tempo, e in lacrime gli comunicai l'accaduto. Palesemente dispiaciuto, mi tranquillizzò e mi disse: «Fabiana non preoccuparti, adesso ti metto io nelle mani a mio avviso migliori che possano seguirti. Tu intanto, cerca di stare serena che si risolve tutto».

Mi *fidai* e *affidai* ciecamente; e feci bene.

Poco dopo mi richiamò per comunicarmi che l'indomani avevo già la possibilità di eseguire la scintigrafia ossea: «Fabiana il dottore a cui ti affiderò ti aspetta domani mattina alle otto; stai serena che andrà tutto bene e aggiornami». Fu così che conobbi Salvo, una delle persone fondamentali di questo percorso, che senza il suo supporto sarebbe stato molto, ma molto più irto e scosceso. Un medico, un uomo che mi ha curato avendo cura di me, andando al di là della semplice e pedissequa applicazione dei protocolli diagnostico-terapeutici. Michael Balint, psicoanalista ungherese, scrive a tal riguardo:

La personalità del medico è il farmaco di gran lunga più importante utilizzato nella cura, ma di questo farmaco i medici sanno in definitiva assai poco, essendo il loro approccio tradizionalmente basato più sui sintomi e sulla malattia che non sulla persona, e ancor meno sulla relazione tra il medico e il suo paziente. Nella mia pratica clinica quotidiana mi sono accorto di quanto sia imprescindibile recuperare sempre il paziente come *persona* e il medico come *medicina*, cioè di come il modo di elaborare e sentire la relazione con il malato influisca sul comportamento professionale, sulle decisioni diagnostico-terapeutiche e sulle risposte del paziente e del suo ambiente[41].

Tutti i medici, esperienti o meno, dovrebbero esser consapevoli di queste parole. Ma non basta. Perché quand'anche vi fosse la consapevolezza, è la capacità di concretizzare la portata di queste considerazioni che è prerogativa di pochi. *Ergo*, grazie Salvo; nel tuo *nomen*, (nome) un *omen* (destino) connesso alla mia vita. Evidentemente quel lontano pomeriggio del dicembre 2010 non incontrai il professore solo perché avremmo dovuto collaborare a livello universitario. Tra l'altro aveva da poco sostituito il mio effettivo docente di Neuropsichiatria infantile, che aveva lasciato il dipartimento poco prima che presentassi la domanda di tesi (quante *sincronicità*!): a distanza di ben sette anni mi avrebbe aiutato in uno dei momenti più duri della mia vita, affidandomi a quella fondamentale persona. *Ergo*, grazie professore, Martino, dell'aiuto.

---

41. Ringrazio nuovamente Leano che mi ha fatto conoscere questo autore.

Prima dell'imbarco

Il giorno dei primi importanti esami post diagnosi reca seco ricordi a cui sono particolarmente affezionata e che vorrei raccontare.

Quando arrivai in Accettazione e comunicai alla segretaria il motivo della mia presenza dovetti mostrare il foglio rilasciatomi dalla dottoressa all'indomani dalla diagnosi, quello in cui si leggeva che il fibroadenoma in realtà si era rivelato un carcinoma infiltrante. Ebbene proprio in quel momento lei mi guardò dritto negli occhi con i suoi, visibilmente lucidi e dispiaciuti; fu in quel preciso istante che mi commossi. Da dietro il bancone mi prese per mano, si alzò e mi condusse nella stanza dove avrei dovuto attendere il dottore, dicendomi: «Ascolta, sei giovanissima, ce la farai a superarlo, passerà, fidati, passerà tutto. Lo so, è normale, sei spaventata; ma finirà e ritornerai a sorridere» abbracciandomi intensamente. Fu un momento molto emozionante; da allora, ogni qual volta mi reco al centro per i controlli e c'è lei di turno, ci stringiamo sempre le mani con molto calore e sguardi di intesa.

La solidarietà che emerge tra donne non appena si apprendono determinate informazioni è veramente straordinaria, intensa e disarmante. Dalla coetanea alla donna più matura; dall'amica di sempre alla perfetta sconosciuta: ognuna con sensibilità e approccio diversi. Questo è uno di quegli arricchimenti che devo al percorso della malattia. In questa "seconda vita", quasi per effetto della dantesca legge del contrappasso, è come se mi stessi riscattando di tutte le sofferenze e le angherie ricevute in passato dalle donne, e stessi "recuperando" dalle stesse tutto l'amore, la stima e la vicinanza che nel tempo trascorso erano venuti meno (non *in toto*, ma in buona parte). Ancora uno *scambio equivalente*? Chissà; so solo che arrivare a leggere frasi come: «Quello che hai rivoltato dentro me lo so io; e poche persone sono riuscite a farlo. Il tuo sorriso è disarmante, la tua bellezza ineffabile e la tua saggezza poi, come nell'*Amleto* Ofelia "onesta e bella"; bella tutta» mi ha regalato un'emozione indescrivibile[42]. Approfitto per rendere

---

42. Grazie Erika per quelle commoventi parole.

grazie a tutte le donne che mi stanno supportando in questo percorso, con particolare riferimento alle mie amiche-sorelle, preziose ancore[43].

Proseguendo nel racconto di quel dì, ancora visibilmente emozionata da quello scambio attesi che giungesse Salvo. Ricordo le sue gambe in ipercinesi durante la lettura del mio istologico e il suo sguardo, quasi di rabbia per la situazione. In genere i medici sono imperturbabili nelle emozioni; lui no, ciò mi colpì parecchio e mi fece sentire non un mero *numero* ma una *persona* fin dall'inizio. Ricordo poi le sue successive parole e il conforto che mi infusero: «Va bene, ormai siamo qui; una certa parte del percorso è già avvenuta. Magari sotto certi aspetti sarebbe potuta andare diversamente e comprendo la tua rabbia o timore al riguardo, ma ciò adesso ha poca rilevanza; ora dobbiamo solo preoccuparci di procedere al meglio. Al momento sei in una fase classica, di paura e confusione. Ci sarà chi ti darà i suoi "consigli" [aveva ragione, ne ero già bombardata] chi ti dirà di andar via da qui e tu arriverai a pensare di farlo [vero pure questo], ma ciò che

---

43. Sabrina e Giada, alle nostre promesse "scolpite nella roccia" un pensiero particolare.

posso dirti è che se ti fiderai e affiderai, ti prometto che farò/faremo di tutto per farti uscire da questo incubo. Ci saranno dei problemi da affrontare, è vero, ma dopo ti garantisco che tornerà il sorriso – che poi il tuo è pure molto bello – e ci sarà un risveglio, un sereno e tranquillo risveglio».

Sembrerà banale, ma quelle parole – che solo a distanza di tempo, a onor del vero, scoprii non essergli stato semplice da pronunciare con cotanta compostezza – mi diedero per la prima volta una grande tranquillità interiore e mi caricarono di coraggio. Io e mia madre uscimmo dal centro molto più serene e con un'altra importante vittoria in tasca: «le tue ossa stanno benissimo» aggiunse poi al termine della scintigrafia (i venti minuti più lunghi e freddi della mia vita). Fu una gioia immensa ed ebbi la forza di dormire la notte prima degli esami rimanenti, che giunsero dopo il weekend. Un febbrile e diuturno weekend. Quando il lunedì anche la tac total body e gli esami del sangue diedero il responso sperato fu come se il mio cuore, emaciato e in standby dal 25 maggio, si fosse in parte risanato e avesse ripreso a battere normalmente.

Restava adesso il successivo e fondamentale passaggio: era arrivato il momento di imbarcarmi seriamente in questo nuovo viaggio. Dovevo iniziare (e presto!) la chemioterapia, altro mostro immane avviluppato in lacci di luoghi comuni – che poi a onor del vero non sono affatto pregiudizi – e che avrei dovuto affrontare, con non poco timore nel cuore.

Scegliere la data d'inizio e comunicarla al mio oncologo – persona fondamentale di questo percorso – non fu semplice. Ad accompagnarmi al primo incontro, che mi organizzò Salvo, questa volta due donne: la mia amica Manuela (che supportò la mia lucidità ponendo quesiti che a me sarebbero certamente sfuggiti[44]) e chiaramente sempre mia madre (ora più vigile). Ebbi modo di avere un quadro ancora più chiaro della mia situazione clinica, sulla quale appresi per la prima volta altre importanti notizie connesse alla natura sistemica del male, difficili (ancor ora) da accettare ed elaborare.

Quando l'oncologo al termine del colloquio mi chiese di scegliere la data d'inizio, ammetto che per una frazione di secondo pensai di rispondere: «Se iniziassimo dopo l'estate? O almeno, dopo il mio compleanno? Qualche giorno di mare me lo

---

44. Grazie Manuela del sostegno di quel pomeriggio.

fate fare?». Tornata immediatamente alla realtà, guardai il calendario e replicai: «Il 21 giugno 2017 va bene professore».

Il giorno che normalmente sancisce l'inizio della bella stagione, per me imponeva l'inizio di una nuova fase della mia battaglia: l'inizio della chemioterapia.

Avevo il terrore di quello che avrebbe causato in me; nel mio corpo, nel mio aspetto, nella mia psiche. Non lessi nulla al riguardo; mi rifiutai di farlo nonostante nel frattempo fossi già bombardata da articoli e suggerimenti che le persone a me care in buona fede mi invitavano a leggere. Le poche volte che avevo tentato nell'impresa, già dalle prime battute ansia e angoscia avevano irrotto irruente. Così avevo deciso di non replicare più il gesto; avrei poi sperimentato personalmente e in caso mi sarei affidata ai miei medici. Del resto, anche quando si devono effettuare cure di minor entità, se ci si attenesse pedissequamente ai bugiardini dei farmaci non ci si curerebbe più; figuriamoci a quelli dei famigerati "farmaci salvavita". In sostanza, in taluni casi una beata ignoranza non guasta.

Solo di un effetto collaterale avevo piena certezza, per quello non occorreva leggere alcunché, furono sufficienti le parole dell'oncologo. Avrei dovuto fare la "rossa", così chiamano la sostanza antiblastica responsabile della caduta dei capelli; non tutte infatti la provocano. Soprattutto non v'è nulla che possa impedire la perdita dei capelli nonostante il commercio faccia credere che non sia così (e inizialmente ci confidi pure!). Sono difatti disponibili diverse tecniche (fallaci) di prevenzione, come l'utilizzo di termocuffie (dette anche "caschi di ghiaccio") per "limitare" l'assorbimento del farmaco a livello cellulare mediante una costrizione dei vasi che ridurrebbe il flusso di sangue ai follicoli: bazzecole! Sarebbero stati soldi spesi invano, come dettomi dai medici, a cui diedi ascolto.

Preso atto della dura e inevitabile situazione, ero ossessionata dal timore che il mio umore (e con esso la lucidità per affrontar tutto) avrebbe subito un cambiamento sostanziale non appena avrei sperimentato quell'effetto. Questa paura mi inseguiva ovunque, anche nel mondo onirico.

Giunse pertanto la necessità di provvedere il prima possibile a un importante "integratore della forza" che avrei dovuto avere, specie nell'affrontare il mondo esterno a cui non avrei inteso mostrare (fatte salve le persone più intime o i medici) la mia *me transitoria*. Sia chiaro,

non per vergogna bensì semplicemente perché
pretendevo che a stabilire chi dovesse essere
consapevole di una parte molto intima e personale della mia vita fossi io e non la mia immagine;
la quale certamente senza paramenti o peggio
ancora acconciata con cuffie, foulard o bandane
che urlano: «Ho il cancro![45]», lo avrebbe dichia-
rato al mondo. E poi, alla cura della mia immagine
non ho mai rinunciato e non ho inteso farlo *a fortiori* durante la malattia.

Ammetto che la ricerca di questo "integratore
di forza" non fu semplice e la prima esperienza si
rivelò tutt'altro che incoraggiante. Innanzitutto mi
resi conto dei costi molto elevati che avrei dovuto
sostenere e poi non trovai nulla che si addicesse a
me, che mi facesse sentire a mio agio e mi trasmet-
tesse naturalezza. Non solo, ma l'incaricato prima
di farmi provare i vari modelli fece un monologo
diuturno da psicologia spicciola che anziché solle-
varmi fece sprofondare me e mia madre nella più

---

45. Frase dettami scherzosamente da Poline; persona cara e
grande guerriera, con la quale mi confrontai un caldo pomeriggio estivo, alle prese anche lei con una dura battaglia, da ben più
tempo rispetto a me. Grazie Poline per le tue parole di quel giorno.

totale tristezza (e ce ne vuole, mia madre è una persona altamente positiva!). Insomma, andai via da quel posto sconfortata. Già mi immaginavo reclusa a casa per mesi e mesi finché i capelli non sarebbero ricresciuti. Poi per fortuna, sempre il buon Salvo, mi segnalò un atelier che risolse i miei problemi e da cui invece uscii con il conforto nel cuore.

Fu così che in un caldo pomeriggio, grazie al supporto dei proprietari (una coppia molto positiva e gioiosa), tra le divertenti prove di modelli corti e lunghi grazie alle quali ebbi modo di sperimentare tagli che non portavo da tempo immemore, trovai *Brigida*. Sì, le diedi un nome; non esiste un perché, mi venne spontaneo farlo vedendo il suo *black chocolate* tanto diverso dal mio castano biondo. Così come venne spontaneo farlo a una giornalista (la sua si chiamava *Yula*) che affrontò un'esperienza simile alla mia, raccontata in un libricino[46] fornitomi da Maria (mamma di Alice e Giancarlo) che lessi solo nella fase inoltrata del percorso, prima non me la sentii, durante una delle tante insonni e calde notti e tutto d'un fiato.

Provai da subito una grande empatia; alcune espressioni o pensieri scritti da quella donna

---

46. *Tre sorsi di Bancha*, di Chiara Bolognini.

sembravano rubati alla mia mente; alcuni dei suoi comportamenti erano stati compiuti anche da me.

Insomma, sembrava che, per alcuni aspetti, fossimo state guidate (non *in toto* chiaramente) da un *inconscio collettivo*, direbbe sempre Hopcke su junghiana ispirazione. Aggiornate della mia importante scelta, le mie care Thania e Manuela organizzarono una colletta tra amici al fine di alleggerirmi oltreché dal peso morale della faccenda, anche da quello materiale. Un gesto non comune, non scontato, che mi fece sentire amata e fortunata e che mai dimenticherò.

Tantissime sono state le persone, amiche e di famiglia, che poi si sono unite dando il proprio contributo, e ringrazio ognuna di esse *ab imo pectore*[47].

Avere *Brigida* è stato fondamentale per me; un importante supporto, una corazza notevole, un "integratore di forza" che mi ha fatto e fa bene assumere. Chi non sapeva nulla della mia reale situazione non la poteva lontanamente immaginare: proprio ciò che volevo[48]. «Complimenti Fabi, ti posso assicurare che "non si capisce nulla", sei

---

47. Dal profondo del cuore.

48. La cosa non è cambiata e non cambierà nemmeno con questa pubblicazione: ormai è parte della mia vita.

bella ed elegante come sempre. Credevo al massimo che avessi cambiato colore; e pensare che io mi ero fatta un mega film! Pensavo che stessi partecipando a qualche progetto di dottorato non so dove e stavo già iniziando a fare il tifo per te! Quella foto di te che scrivevi mi aveva innescato questo pensiero» mi scrisse un pomeriggio Francesca, ex collega di università contattandomi spassionatamente per chiedermi informazioni di altro tipo e rimanendo quindi profondamente turbata dalla mia comunicazione. Il potere delle interpretazioni supera di gran lunga quello dei fatti. Quella ragazza, tramite alcune foto che avevo deciso di condividere in quel periodo, aveva pensato che avessi cambiato colore di capelli e che mi stessi preparando per un dottorato "chissà dove": è veramente straordinario!

Nel grande palcoscenico della vita siamo contemporaneamente registi, attori e personaggi. Siamo noi a decidere che maschera indossare, quale personaggio far interpretare al nostro attore e cosa far intendere al pubblico. Poi quest'ultimo definisce altresì quale significato attribuire all'oggetto della propria visione che, come volevasi dimostrare, può rivelarsi anche diametralmente opposto alla realtà. Per concludere, *persona* in latino significa *maschera*. Non è significativo?

L'imbarco

opo giorni di attesa e trailer quotidiani da film drammatici – ma anche una luculliana cena di pesce di buon auspicio in compagnia delle mie amiche Federica e Valentina – giunse il fatidico 21 giugno 2017. Racconto la parte iniziale di quel giorno riportando le parole che scrissi sul mio taccuino *Tu puedes todo* prima di recarmi in ospedale.

21.06.2017
ore 07.53
1° giorno di chemio
Ansia: livello 8.
Attendo Giovanni.

Giovanni è un mio amico di tarda adolescenza, divenuto poi fidanzato, ora ex fidanzato. Ci conosciamo da circa quindici anni ed è stata una delle pochissime persone (forse l'unica, escludendo la mia famiglia) che ho voluto vedere pure quando non avevo la forza di abbandonare il mio letto. Di quelle persone che hai nell'anima, per quanto forte sia stato l'attaccamento e il legame nei loro confronti; con cui ti senti a casa sempre, il cui abbraccio è uno dei pochi che riconosci; con cui puoi farti vedere in ogni possibile stato fisico e mentale. Ecco sì, quelle persone rare. Sono certa che ognuno ne abbia o abbia avuto almeno una nella propria vita. A ogni modo per me Giovanni è questo: non più un amico, non più il mio fidanzato, ma pur sempre Giovanni, pur sempre lui (la copertina di questo libro è opera sua).

Mi ha chiesto se potesse esserci il mio primo giorno di chemio, e io ho acconsentito. Anzi, ne son contenta e confortata.
Ho deciso di scattare una foto, e di farlo come rituale ogni ventun giorni prima di recarmi in ospedale, segnando con la mano il numero del ciclo da affrontare. Oggi è il numero 1.

Ora il collage ne contiene sei.

È viva in me la speranza di poter restar pressoché tale, che a parte i capelli non cambierò, che il mio corpo mi supporterà, che la mia mente e la mia psiche non mi abbandoneranno, o che semmai lo faranno sarà perché si saranno recati in una dimensione speciale dove potersi caricare di *energheia* da dare al mio corpo per proseguire il viaggio, salvo poi, far ritorno.

Mesi dopo, giunta al termine di quel duro percorso, nel rileggere queste parole (con un pizzico di tenerezza per l'ingenuità e la paura che in esse si scorgono), mi trovo ad affermare che la realtà fortunatamente ha soddisfatto in buona parte quelle speranze. Non è poco, per le mie iniziali aspettative.

Quel giorno non lo dimenticherò mai. Entrare in un reparto di oncologia, questa volta da paziente a tutti gli effetti; sedere in una poltrona che prima d'allora avevo visto solo in film drammatici; vedere il "liquido rosso" che inesorabilmente giunge nelle vene (e che per sdrammatizzare associai al mandarino rosso, tipica bevanda dissetante distribuita nei chioschi della mia Catania); sentirmi dire da un paziente in là con gli anni: «Fanciulla, lei che ci fa qui?!»; nulla di tutto ciò fu semplice da vivere. E per quanto routinario diventi, data la cadenza ciclica degli appuntamenti (che presi l'abitudine di segnare sulla mia bacheca virtuale riportando la data e due quadrifogli alle estremità), non ci si abitua mai pienamente.

A essere routinari non erano solo gli appuntamenti ma anche le dinamiche che li caratterizzavano; come i *due* puntuali tentativi dell'infermiera a causa della poco gentile collaborazione delle mie vene; come il caffè di cui avvertivo l'aroma proveniente da una stanzetta del reparto a cui puntualmente rinunciavo quando mi veniva offerto; come la logorroica signora anziana che iniziava a raccontare di tutto il suo iter lamentandosi senza sosta con parole del tipo: «*Iù mai nenti appi nà me vita! Na vota sola ammattìu e fu chidda bona!*[49]». Parole alle quali a un certo punto io, satura e irritata, avrei voluto tanto rispondere: «Signora bella, ma beata lei che è arrivata a ottant'anni senza aver mai avuto nulla nella sua vita! In confronto io mi dovrei capicollare dal balcone» salvo poi, puntualmente, evitarlo.

---

49. «Io non ho avuto mai nulla nella mia vita! Una volta sola è capitato ed è stata quella decisiva!». *Bona* nel dialetto catanese ha molteplici usi, tranne quelli di "buona" *tout court*.

Come il sacchetto del pranzo, dato quasi come premio per chi fosse rimasto in terapia oltre le ore tredici, e infine come il mio puntuale pianto al termine della mezza giornata al cospetto di Candida e Maria – le mie care infermiere – come sfogo e liberazione catartica delle emozioni accumulate in quelle ore.

Quando ci si ritrova ad affrontare cure di questa entità è il pensiero della forte ambivalenza del farmaco a generare particolarmente angoscia. In greco φάρμακον (*pharmacon*) significa infatti sia *veleno* che *antidoto*. È angosciante la consapevolezza di avere in circolo qualcosa che da una parte sai che serve a curarti, a limitare i danni che possono causare le tracce del male albergante in te e a far sì che «tutto torni nella dimensione della fisiologia e non più della patologia» come un giorno mi scrisse il mio caro zio Nuccio in uno dei tanti messaggi di conforto; e che dall'altra parte è noto che leda anche ciò che è in salute. Sei assolutamente inerme di fronte a ciò; non puoi far nulla, se non attivare quella «forza motrice più forte del vapore, dell'elettricità e dell'energia atomica: la volontà» come un tale Albert Einstein la definiva; nonché attendere e sopportare a denti stretti ciò che con sé reca, sperando di non farti subissare dalla paura.

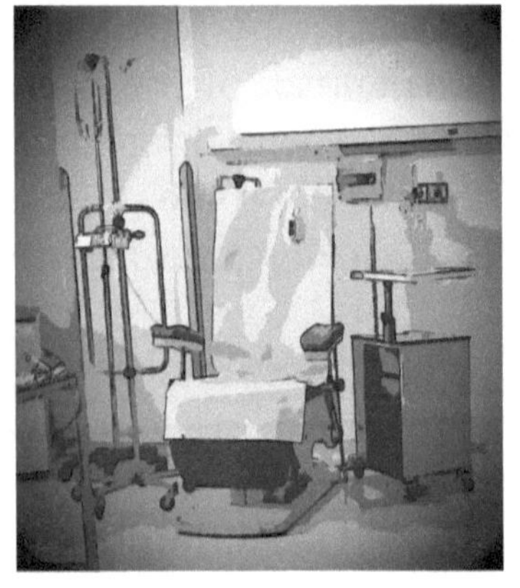

Ecco, è anche questa sensazione di *attesa* che ti mette a dura prova; è come sentirsi in un viaggio infinito sulle poltrone del tempo. Eppure quel viaggio, in apparenza infinito, prima o poi si conclude. Si conclude davvero. Una foto della mia poltrona con il filtro fumetto, scattata quel giorno per sdrammatizzare.

Distorsioni e superamenti

Non starò qui a raccontarvi gli effetti fisici della chemioterapia, che prima o dopo fanno il loro violento ingresso grazie alla cinetica del farmaco. Vorrei solo affermare che anche in questo frangente ho avuto una piacevole sorpresa da me stessa, poiché temevo (non ero l'unica) che non avrei retto al duro stress psicofisico al quale sarei stata sottoposta. Sei cicli di chemioterapia, quattro dei quali vissuti pienamente in estate (tra l'altro una delle più calde degli ultimi tempi, soprattutto in Sicilia), in un corpo di base non particolarmente gagliardo, non sono robetta da poco. Eppure, escludendo l'inevitabile (e duro), è andata bene e ciò ha contribuito a farmi (e penso pure alle persone a me vicine) "ricredere" in me.

Per non parlare della sorpresa nell'affrontare il più temuto effetto collaterale, che adesso sento il bisogno di approfondire.

«Perdere i capelli mi deprimerà; la mia femminilità sarà spogliata di un elemento fondamentale; non riuscirò a guardarmi più allo specchio né a convivere con me stessa». Questi erano i miei comprensibili pensieri nei primi tempi.

La consapevolezza e il ri-conoscimento di sé passa anche attraverso la costruzione e il riconoscimento della propria immagine corporea. Vedere riflessa allo specchio una *imago* che non sentiamo appartenerci destabilizza profondamente. Se pensiamo che è attraverso lo specchio che i bambini compongono per la prima volta l'iniziale frammentarietà corporea e iconica, e con essa la propria identità, ci rendiamo conto di quanto tale oggetto abbia una valenza psichica profonda per noi fin dalla più tenera età e di quanto l'incontro con esso non sia propriamente un atto banale.

Lo specchio non lusinga; mostra fedelmente quel che in lui si riflette, e cioè quel volto che non mostriamo mai al mondo, perché lo veliamo per mezzo della Persona, la maschera dell'attore. Ma dietro la maschera c'è lo specchio che mostra il vero volto. Questa è la prima prova di coraggio da affrontare sulla via interiore, una prova che basta a far desistere, spaventata, la maggioranza degli uomini. (C.G. Jung, *Gli archetipi dell'inconscio collettivo*).

È facilmente comprensibile quindi che il pensiero di subire una rivoluzione estetica (dal greco *aisthesis, sensazione*) possa generare sensazioni difficili da gestire. È questo un aspetto durissimo della malattia – specie per la donna – in cui l'abitudine non può mai diventare un elemento risolutivo, dato che non si struttura mai pienamente nonostante caduche illusioni. Magari alcuni lo considerano un lato banale, ma fino a quando non si indossano le medesime scarpe e non si affronta il medesimo cammino, l'*epoché*[50] resta a mio avviso la migliore scelta comportamentale.

A distanza di tempo dall'accaduto, anche in tal caso posso affermare che la realtà abbia superato le mie aspettative. Pensavo che l'avrei presa tragicamente, che sarei arrivata a deprimermi, a non riuscire a vedere mai la mia immagine riflessa. Invece ho scoperto in me una grande forza anche in questo e dato ragione alle parole del saggio Seneca secondo cui «le nostre paure sono molto più numerose dei pericoli concreti che corriamo. Soffriamo molto di più per la nostra

---

50. Ricordo il significato di: *sospensione del giudizio.*

immaginazione che per la realtà». Una realtà che però, si badi bene, fa soffrire comunque; peccherei di ipocrisia se non lo asserissi.

Una realtà che balzò fuori in tutta la sua tragicità in una calda mattina a distanza di due settimane circa dal primo ciclo (l'oncologo era stato molto preciso in questo).

Quel giorno lo ricordo perfettamente; ero sdraiata a letto, stavo intrattenendo una conversazione con un'amica che, ironia della sorte, mi aveva proprio posto la domanda: «E i capelli? Come stanno?»; a cui avevo risposto: «Mah, sembrerebbero ancora intatti». Nemmeno il tempo di dirlo che poco dopo la pseudo-scientifica Legge di Murphy agì, nel bagno, proprio davanti allo *specchio*.

Tornata in camera presi il mio *pharmacon*, ossia esorcizzai quel momento cupo e duro, scrivendo.

Intrappolati erano, già cadenti, stavano in attesa di essere liberati.

Preoccupazione, paura e palpiti, accompagnano ora il loro commiato.

Le lacrime avanzano segnandomi il volto.

Al loro saluto mi ero preparata, sapevo sarebbe avvenuto.

Ma fino a quando la realtà non la concretizza, la
consapevolezza di qualcosa non è mai piena.
Lasciare andare.
Lasciarsi andare.
Non c'è atto più duro
e quanto coraggio ci vuole.

Tanto ce ne vuole, ma proprio tanto. Eppure, si trova; non so dove, ma si trova.

Non li rasai subito, non ero pronta a far quel gesto estremo alla Demi Moore nel film Il soldato Jane; tra l'altro non era ancora strettamente necessario farlo. Avevo bisogno di una fase intermedia, e mi fu consentita. Così decisi di affrontare un altro mostro (per me lo era davvero): il taglio dei capelli. Giusto per farvi capire, portavo lo stesso taglio da circa sedici anni; mai un nuovo colore, mai accorciature per più di qualche centimetro o rivoluzioni nel look. Insomma ero molto ancorata alla mia immagine, il minimo cambiamento mi destabilizzava. Pensate quindi quanto sia stata difficile per me questa violenta metamorfosi: in dieci giorni feci più cambiamenti che in tantissimi anni.

Decisi di affidarmi al bravissimo Mirko e alle sue abilissime mani per effettuare il primo taglio cortissimo della mia vita, un evento. Con me quel pomeriggio mia sorella e Giovanni, che ringrazio del supporto. Scelsi di guardarmi solo alla fine dell'opera, che giunse con queste parole di Mirko: «Io avrei finito; se sei pronta, giro la poltrona».

«No, non lo sono, ma giriamo lo stesso» risposi.

Et voilà, mi specchiai. Ovviamente vidi un'altra persona; ovviamente inizialmente non mi riconobbi. Eppure anche quel momento non fu poi così traumatico; anzi, quando vidi la mia immagine riflessa scoppiai a ridere. Fu una sorta di liberazione di tutta la paura accumulata negli anni di mancato cambiamento. E poi pensavo sarei stata peggio, mentre in realtà mi piacqui pure! Ma soprattutto fui felice di aver superato un altro dei miei "mostri", dei miei limiti, e ancora una volta era stata la vita a deciderlo per me.

Quel taglio "alla Jean Seberg"[51] – tra l'altro molto apprezzato dalle persone più intime a cui lo mostrai – durò circa una settimana, giusto il tempo di farmi rendere conto di come sarei stata

---

51. Espressione che – curiosità della sorte – lessi giusto qualche giorno dopo l'avvenimento, nel libro di Murakami; interessata dalla citazione, ne cercai il volto su Internet rinvenendo una notevole somiglianza con il mio taglio.

non appena i capelli sarebbero ricominciati a crescere. Un tempo insufficiente a far sì che ancora oggi mi riconosca in quell'*imago* quando ogni tanto la riguardo nelle foto: troppo poco presente nel mio vissuto per averla potuta introiettare.

Un giorno arriverà anche quel momento.

Diedi il mio arrivederci a quella "me provvisoria" una caldissima domenica di luglio, quando stufa chiamai in mio soccorso *ancòra* la mia àncora Giovanni che, con un sottofondo di musica jazz, me li rasò.

«La tua testa è perfetta Fabi – mi disse a lavoro ultimato – sembra una luna da questa angolazione e sotto questa luce. Da oggi ti chiamerò *Faccia di Luna*».

Come quel pomeriggio nel salone di Mirko, quando mi voltai allo specchio, non rimasi traumatizzata dall'immagine riflessa e fu un sollievo senza eguali.

Un altro "mostro" venne affrontato e superato. E ne fui fiera; inoltre l'atto in sé ha avuto pure i suoi lati positivi. Innanzitutto tramite esso ho avuto modo di scoprire un ulteriore elemento di unione e somiglianza tra me e mio fratello: una voglia color fragola nel medesimo punto della testa. Apprenderlo mi emozionò non poco devo dire. E poi «vogliamo parlare di quanto è comodo fare la doccia? Sai che sbattimento fare lo shampoo, passare il balsamo, usare il phon e poi la piastra… Naah! Ho di meglio da fare che buttare via un'ora ogni giorno!» mi disse Poline in una delle nostre conversazioni "tra guerriere che si intendono". Parole che confermo pienamente. Certo, a onor del vero l'estate le giustifica maggiormente mentre l'inverno è più duro, per motivi facilmente plausibili. Ma passerà, passerà anche questo. Se non altro, potrò dire: «Ho provato pure questa».

Muri e crepe

C'è un meccanismo di difesa psicologica che colpisce chi ha affrontato l'esperienza della malattia (o in generale un evento che stravolge l'esistenza *ex abrupto*[52]) e che tende quasi a diventare consuetudine, ma nel quale mi auguro di non imbattermi. Consiste nell'inclinazione, una volta che si è giunti all'uscita del tunnel, a rimuovere le verità connesse al "male" da cui si è stati colpiti. Ebbene, io non potrei dimenticarle. Significherebbe non aver rispetto di tutto il dolore patito e delle nuove consapevolezze a cui mi ha condotto; significherebbe non farne tesoro per il futuro e non intendo consentirlo: lo scambio non sarebbe più *equivalente*, ma *impari*.

---

52. All'improvviso.

È altresì vero che a ciò fa da *pendant* il fatto che vi sono parecchi aspetti più "ostili" (oltre quelli ovvi, prevedibili e forieri di timore connessi alla salute) che dovrò affrontare. Uno di questi è la *sterilità proiettiva*, della quale ammetto che la situazione mi rende vittima per la prima volta in vita mia. È dura da accettare, essendo stata io da sempre una fervida (a tratti estrema) programmatrice. Non che prima non fossi consapevole che "del domani non v'è certezza" (pensiero valido per ognuno di noi a prescindere dalle contingenze) ma questa considerazione non mi ha mai impedito di progettare i miei passi.

Adesso però per me è tutto diverso e la filosofia epicurea e oraziana del *carpe diem* e del vivere giorno dopo giorno – per quanto stretta e poco familiare possa essermi – è quella che sento più prossima alla mia nuova condizione. Così come la necessità di prestar molta più cura e attenzione al *kairòs* anziché al *kronos*, ossia alla dimensione *qualitativa* del tempo anziché a quella *quantitativa*. Ciononostante vorrei non arrivare mai a ipostatizzare la portata di questi pensieri; per cui sarà mia cura pormi almeno dei micro obiettivi, dal punto di vista psicologico un minimo di progettualità è fondamentale per ben reagire alla malattia.

Facendo un parallelismo con il mio caro campo d'intervento pedagogico, se prima insomma realizzavo dei progetti anche con obiettivi a *lungo termine*, adesso tendo a farlo solo a *breve* o al massimo *medio termine*. Non vi nego inoltre che ogni tanto ho temuto (e temo) di perdere la parte di me più "sognatrice"; vi sono già stati momenti in cui sono arrivata a non aver più la voglia o la capacità di farli, quei sogni.

Per fortuna però a ricordare della propria indole ci sono le sincronicità della vita. Un giorno – mi trovavo nell'atelier di Davide, carissimo e fraterno amico di professione gallerista – vidi un dipinto di un artista a me caro[53] che catturò subito la mia attenzione in alcuni particolari: una giovane tiene in mano un aquilone che si libra in alto nel cielo, e stralci di frasi tra cui *I have a dream*. Nel leggerla ebbi un sussulto; è una frase a cui sono parecchio legata; appartiene al celebre discorso tenuto da Martin Luther King il 28 agosto 1963 davanti al Lincoln Memorial di Washington e il cui testo ha dimorato in un poster appeso sul muro della mia camera per tutti

---

53. Grazie Ignazio Vanadia a te e alla tua arte.

gli anni della mia adolescenza. Lì capii che la mia indole sognatrice si era solo sopita a causa della paura, che paralizza tutto. Del resto «*naturam expellas furca, tamen usque recurret*[54]» scriveva Orazio.

Decisi in quell'esatto istante che quel quadro doveva essere mio, il suo posto la parete della mia stanza e miei gli sguardi di ogni giorno su di esso; per ricordarmi di non smettere mai di sognare, qualsiasi cosa accada. E così sarà.

Un altro aspetto da affrontare consiste nello iato profondo tra me e il mondo esterno. Da quando ho appreso della diagnosi è come se sia entrata in una dimensione parallela. Ciò ha determinato alcune conseguenze, innanzitutto alla base un disorientamento nella percezione spazio-temporale: è come se avessi fatto un balzo da un tempo a un altro, da una stagione a un'altra, da un mese a un altro, senza rendermene pienamente conto; e sappiamo bene quanto per esempio anche il susseguirsi delle stagioni incide profondamente sui nostri ritmi circadiani e sul nostro

---

54. «Anche se caccerai la natura con la forca, essa tuttavia ritornerà sempre».

equilibrio psicofisico. Si può dire che né l'estate né l'autunno in sostanza siano esistiti per me, se non nel sentire maggiormente gli effetti collaterali della chemio: mesi fantasma. Non una granita fuori in compagnia di amici, non un giorno di mare, che rividi una sera solo a stagione finita emozionandomi al cospetto e al profumo dopo tanti mesi di distanza. Quanto mi è mancato.

«Vallo a spiegare che per noi gente di mare il solo guardarlo è già tutto[55]», quanto è dura non poterlo fare.

I miei giorni, soprattutto quelli a partire dal giro di boa (il terzo ciclo), son trascorsi principalmente tra le mura domestiche a leggere, scrivere, combattere gli effetti importanti delle cure; a rendermi conto di quanto la salute sia la ricchezza più grande che si possa avere nella vita, ma anche a capire e scoprire profondamente me stessa e testarc ogni mio limite di tolleranza. Questo ha fatto crescere considerevolmente la mia distanza dal mondo ed erigere il solido muro dietro cui mi sono trincerata.

---

55. Citazione che lessi da qualche parte sul web, ma di cui sconosco la fonte.

È una condizione psicologica parecchio pericolosa perché da una parte scherma e aiuta ad affrontare il percorso, ma dall'altra infragilisce notevolmente. È come se si regredisse a una forma embrionale appena affacciatasi alla vita che deve ricominciare tutto da capo, abbattere il muro, raccogliere i cocci di sé e riunire le forze per uscire definitivamente da quella dimensione parallela.

A impensierirmi particolarmente non è tanto il mondo sociale, che ha senz'altro subito cambiamenti e distanze ancora più elevate rispetto al passato (ho sempre prediletto un certo isolamento). È un aspetto che sono riuscita tra alti e bassi a tenere sotto controllo sia per mia volontà (ho sempre cercato, nei limiti delle mie possibilità, di esserci per le persone a me care) sia per volontà altrui, quando la mia veniva meno, stringendo le mani che prontamente mi venivano tese non appena si avvertiva un sentore di mio eccessivo allontanamento o malessere, nel rispetto comunque dei miei tempi di silenzio[56].

Contrariamente, a darmi maggiori preoccupazioni è l'ambiente lavorativo perché certamente

---

56. I miei amici sono stati straordinari in questo.

è il più complesso da ristrutturare. Elaborare progetti chiari, individuare nuovi ruoli e precise collocazioni è atto mentale pressoché irrealizzabile; quantomeno fino a quando il terreno (salutare) da percorrere è ancora parecchio instabile, tanto da essere riconosciuta l'inabilità al cento per cento. Il giorno in cui feci il colloquio presso l'ente incaricato a conferirla, fu assai strano; mi sembrò di fare un balzo indietro a quando davo esami all'università: l'annuncio del proprio nome e cognome a decretare l'arrivo del turno; una commissione di professionisti seduti dietro i banchi; una sedia posta di fronte a loro dove il candidato deve accomodarsi per esser "giudicato"; delle domande a cui occorre dare risposta. Una bella somiglianza, insomma. «Mi parli del suo percorso dottoressa Muni, anzi Fabiana…» mi disse il primo medico. Quasi a farmi riecheggiare tra i meandri dei miei ricordi un: «Mi parli del capitolo otto…» solo che questa volta avrei dovuto esporre un capitolo della mia vita, non di un testo universitario. Non fui l'unica a percepire questa consonanza. Pure mia madre visse quel momento in modo analogo, tanto da commuoversi intensamente e abbracciarmi al termine di quell'ulteriore tappa, affrontata come sempre al mio fianco. Fu la prima volta in cui si lasciò andare (davanti a me) all'emozione. Non era mai accaduto prima, nemmeno il giorno della triste diagnosi. Quella volta invece: «... sembrava che tu stessi sostenendo un esame all'università. I medici ti guardavano e ti ascoltavano con attenzione e in silenzio. Sono fiera di te "mammina[57]"» disse mia madre stringendomi forte all'uscita.

Dopo anni di immani sacrifici spesi per studiare e realizzare il mio progetto professionale l'essermi ritrovata inabile ha generato in me molto timore, nonché parecchia frustrazione. Ho temuto che un evento di tale entità e la pausa forzata alla quale mi avrebbe costretto potesse gettare alle ortiche tutto ciò che avevo fatto, che riavere le occasioni alle quali avrei dovuto rinunciare in quel periodo non sarebbe stato semplice.

Ma anche in questo caso furono le sincronicità della vita a darmi dei segnali di speranza, che in quella circostanza risposero al nome di contatti.

---

57. È consuetudine dialettale in Sicilia (forse a partire dal Centro Italia) che i genitori appellino i figli con diminutivi o vezzeggiativi del proprio "ruolo". Varianti: à papà; à mamma; *mammuzza*.

Quei contatti che non ti aspetti, che giungono improvvisamente, che spiazzano, commuovono, confortano, che ti ricordano quanto duramente hai lavorato e seminato, che gettano una luce tra le prime crepe del muro entro cui ti sei arroccata per estrema necessità e protezione.

Era un duro pomeriggio, ero alle prese con i disturbi successivi alla chemio del quarto ciclo, quando due persone che hanno lasciato un'importante traccia nel mio cammino (una in quello universitario, l'altra in quello post universitario) mi cercarono per informarsi sul mio stato di salute e per avanzarmi delle proposte di collaborazione, ricordandomi entrambe quanto mi stimassero e augurandosi di trovarmi in una condizione tale da poter accettare; mal che fosse andata, ci saremmo aggiornate l'anno venturo. Fui costretta a declinare per ovvie ragioni (cosa che, capite bene, mi provocò non poca frustrazione e aumentò in quel momento la mia *ira*) ma fu comunque una boccata di ossigeno per me, un messaggio di conforto. «Fabiana, lo vedi? Il mondo non è lontano. Non è finita. Ci ritornerai, abbi fede!» dissi a me stessa. Avevo fortemente bisogno di crederci, e mi auguro vivamente di riuscirci ancora.

Note finali

Orbene, credo che sia giunto il momento di proseguire da sola in questo *stream of consciousness*. Mi auguro che la forte corrente vi abbia trasportato energicamente, ma senza farvi annegare. Nel cuore una consapevolezza, che esprimo con queste parole di Carl Gustav Jung:

> Molto avrebbe potuto essere diverso se io fossi stato diverso. Ma tutto ciò è stato come doveva essere; perché tutto è avvenuto in quanto io sono come sono.

Un punto è certo. La mia *essenza* mi porterà, anche nel futuro della mia *esistenza*, a continuare a scrivere; ormai è chiaro, non posso fare a meno del mio *pharmacon*.

La strada che ho innanzi d'altronde è ancora lunga e molto ci sarà da vedere, vivere e raccontare di questo viaggio. Per cui chissà, può darsi che Faccia di Luna possa lasciare il posto a qualcos'altro in seguito!

Come si legge nella penultima pagina del citato testo di Murakami: «Tennesse Williams una volta scrisse: "Il passato e il presente sono quelli che sono, del futuro possiamo solo dire che è probabile". Eppure quando ci voltiamo a guardare il buio sentiero già percorso, riusciamo a distinguere un instabile *può darsi*. L'unico momento che è chiaramente visibile è il *presente* e anche quello *ci passa solo accanto*». Ebbene, il presente che mi sta passando accanto mi dice che il 7 novembre è stato il sesto e ultimo ciclo di chemioterapia; che il viaggio sta procedendo secondo i piani, i quali lasciano ben sperare dato che l'intento della chemio pare essere stato raggiunto (stando agli ultimi esami effettuati); che non era ancora estate quando questo viaggio ebbe inizio, mentre ora l'atmosfera natalizia risuona tra le vie della mia Catania e ancora una nuova starà risuonando alla lettura di tali parole.

Quest'anno incredibile della mia vita sta volgendo al termine e l'anno che verrà – teoricamente – non deve preoccuparmi, giacché tutto ciò che mi è stato chiesto di sacrificare con immane sofferenza nel 2017 mi dovrebbe esser restituito parimenti nel 2018, anche in "altre forme". *In primis* me stessa, trasformata ma pur sempre me stessa.

«Nulla si crea, nulla si distrugge, tutto si trasforma» asserisce il celebre postulato fondamentale di Antoine-Laurent de Lavoisier, dal quale prende origine la Legge della conservazione della massa, a sua volta rimodulazione scientifica dell'alchemico principio dello *scambio equivalente*.

Tanti mesi son trascorsi da quando tutto ha avuto inizio e altri ancora ce ne vorranno per portarlo a compimento.

Mesi in continuo *fieri*, repentino e crescente, che alla domanda: chi sei oggi Fabiana? non mi consente di dar risposta, quantomeno non ancora; deve necessariamente concludersi il percorso prima di poterne strutturare l'esistenza, forse.

Adesso mi aspetta un nuovo e importante passaggio, altrettanto duro e certamente foriero di pesanti prove, limiti e paure da superare, ma anche – mi auguro – di nuove scoperte e ricchezze da trovare nel mondo e in me stessa, *in primis* l'attuale sconfitta del mio male e la mia vittoria sulla vita[58].

Del resto, si ha sempre una battaglia da combattere, degli obiettivi da perseguire, delle

---

58. Anche se ci vorranno almeno cinque anni perché ciò possa dirsi avvenuto con maggior certezza.

aspettative da concretizzare, delle fatiche da spendere, delle emozioni da vivere, dei prezzi da pagare e delle contropartite da ricevere. Sono le variabili costanti che ci appartengono e che costituiscono quella che risponde al nome di *vita*.

È così per tutti.

Ammetto che nella mia situazione, quando ogni tanto la stanchezza è veramente notevole, la voglia di combattere ancora viene meno. In questi casi o combatti o muori, *tertium non datur*[59]. «La malattia è una selezione della specie finalizzata ad eliminare chi non ha sufficiente volontà decisionale. Decide la malattia: o decidi o ti elimini dalla corsa)[60]».

Ogni alternativa è una scelta, ogni scelta è un salto e ogni salto comporta delle conseguenze. E cosa, se non le conseguenze future dei nostri gesti, possono guidare le nostre scelte e i nostri salti? Per cui, quando a causa dell'eccessiva

---

59. Non esiste una terza scelta.

60. Teoria e parole di Peter Sifneos, esponente della Psicosomatica moderna, estrapolate da un'argomentazione ancora più vasta dell'autore sull'*alessitimia* (lett. analfabetismo emotivo). Chiaramente sono solo spunti di riflessione, non è la sede per sciorinarne la sostanza.

stanchezza emerge l'istinto di rinunciare al primo salto, penso poi a tutti gli esiti che tale gesto comporterebbe. E lì, "rinsavisco". Quantificarli non sarebbe possibile, tuttavia giusto per rendermeli più tangibili e confortarmi così nella convinzione di fare il primo salto, ne cito alcuni.

Significherebbe per esempio non andare a Parigi; percorrere il Ponte Alessandro III; passeggiare tra i bistrot e le *papetiers*; visitare i Jardins de Bagatelle e di Luxemburg; entrare nella leggendaria libreria Shakespeare and Company sulla Rive gauche della Senna; respirare il profumo della cultura del passato sedendo al Café de Flore sorseggiando un *café crème* o gustando una tarte Tatin (in barba alla mia intolleranza alla mela e ai latticini). Significherebbe non fare il tour della Giordania e di Israele; vedere Petra e le tombe reali che per magia si palesano scolpite tra le rocce; camminare sul Malecón a L'Avana, ballare, ascoltare musica e bere autentico rum cubano in qualche locale caratteristico della città (come promessoci tempo fa con Valentina); e ancora ritornare nella mia amata Urbe per recarmi al cimitero acattolico (detto "Cimitero del Testaccio") e inchinarmi al cospetto delle spoglie di colui «il cui nome fu scritto nell'acqua[61]»; pernottare nel meraviglioso ostello-libreria Book and Bed di Tokyo circondata dai miei libri, fidi compagni di viaggio.

Rinunciare a lottare significherebbe altresì non veder crescere i figli dei miei più cari amici; ritornare ad aiutare i minori, le famiglie e la persona nella sua interezza; fare da damigella al matrimonio di Sabrina il prossimo settembre; lasciare chi mi vuole bene e tutto ciò per cui ho duramente faticato. E tanto, tanto, tanto altro ancora che risponde al nome di *vita*.

Tutte conseguenze che la mia mente si rifiuta di accettare.

Ergo?

Continuiamo questa battaglia, l'unico salto possibile al momento. Con in mente sempre che *tu puedes todo… así que no dejes de intentarlo*.

Con affetto e gratitudine,
Faccia di Luna.

---

61. Il poeta John Keats, che io adoro, volle incise queste parole sulla sua lapide.

Indice

Un libro dona libertà, conoscenza, è la possibilità di vivere esperienze nuove e diverse. Spesso però il maggiore ostacolo alla lettura di un nuovo libro è il prezzo. Non solo, talvolta l'opera è irreperibile, oppure (è il caso di alcuni ebook) di difficile lettura, incompatibile con i diversi ebook-reader.
Se il libro ha già un secolo d'età, probabilmente è scritto in un linguaggio desueto, talvolta i riferimenti e le note non sono in grado di dialogare con il lettore.
FdBooks offre i grandi testi del passato sia in cartaceo che in digitale, a un ottimo prezzo, in italiano e in lingua inglese. Ogni edizione cartacea è pubblicata a un prezzo bassissimo, ogni edizione digitale è curata nell'impaginazione e fornita di ulteriori contributi. Quando possibile, per i soli libri in lingua italiana, sono aggiunte note e corretti i refusi per una maggiore attualizzazione e comprensione da parte del lettore.
Si tratta di **un impegno editoriale che esige grande caparbietà e passione**. I libri in catalogo sono tutti esenti da diritti di pubblicazione, ovvero gli autori sono di norma deceduti almeno settant'anni fa. Dunque **ogni opera in catalogo è pubblica**, è già di tutti. **FdBooks** ne cura l'edizione con una corretta impaginazione, corregge i refusi, aggiunge note se necessario e redige le due versioni cartacea e digitale. A un prezzo molto basso per il lettore.

L'auspicio è che un giorno una vasta comunità sarà in grado di condividere beni e servizi a un prezzo sociale, ovvero scambiandoli con altri beni e servizi se necessario. Un sistema economico alternativo a quello odierno, che non scalzerà il modello capitalistico attuale, ma si accosterà a esso.

Apparendo così in **tutta la sua bellezza**.

FdB

Fiori di loto

Non scordare le tue origini

Alcune edizioni del passato, pur rilevanti per gli
argomenti trattati e gli autori coinvolti, spesso non hanno
oggi alcuna possibilità di pubblicazione in formato
cartaceo. Colgo da terra tali edizioni, correggo i refusi,
aggiorno se necessario la bibliografia e rendo il testo
nuovamente disponibile al pubblico in formato ebook.

p-mondi

Mondi dove accade p

Nasce la nuova sezione monografica della collana
Fiori di loto. Un'idea editoriale anzitutto
in formato cartaceo, ma anche digitale.
Libretti tascabili, di scorrevole e pratica lettura.
Da gustare ovunque, con calma.

Nuovi graffiti

Tratti in salvo

Edizioni illustrate, segni del passato che ora tornano
a nuova luce in una nuova e attualissima veste.
Pubblicazioni da sfogliare soffermandosi sui dettagli,
molto importanti.

ABW

Author's Best Works

In the series *Author's Best Works*, FdBooks
offers a selection
of the best authors in world literature.
Each book has interactive footnotes and chapter
headings in clear and elegant typeset,
and is available at a very affordable price. Because…
Culture is priceless, almost always

Auto da fé

Una collana di nuove opere (esordienti e non) per
consentire a tutti di pubblicare *gratis*
il proprio manoscritto. La collana ha per nome *Auto
da fé*, poiché l'atto di fede più importante
è quello dell'autore nei confronti di se stesso,
prima di rimettersi al pubblico giudizio.

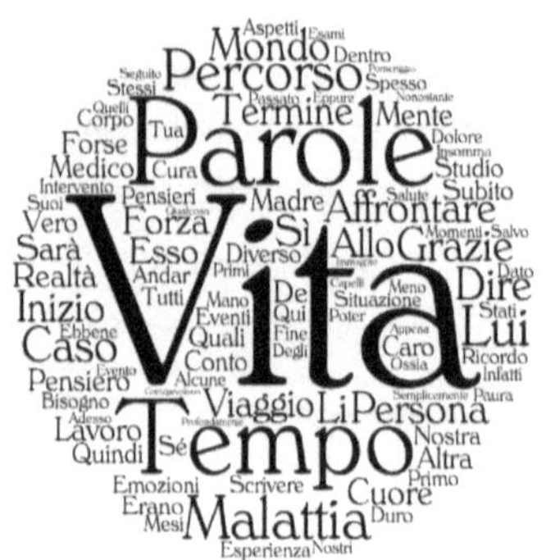

Printed by CreateSpace, An Amazon.com Company

Available from Amazon.com, CreateSpace.com, and other retail outlets